Karin Oeckl

Prognose des Kolonkarzinoms

Karin Oeckl

Prognose des Kolonkarzinoms

Analyse des Krankengutes der Chirurgischen Klinik der Universität Erlangen im Zeitraum von 1978 - 2004

Südwestdeutscher Verlag für Hochschulschriften

Impressum/Imprint (nur für Deutschland/only for Germany)
Bibliografische Information der Deutschen Nationalbibliothek: Die Deutsche Nationalbibliothek verzeichnet diese Publikation in der Deutschen Nationalbibliografie; detaillierte bibliografische Daten sind im Internet über http://dnb.d-nb.de abrufbar.

Alle in diesem Buch genannten Marken und Produktnamen unterliegen warenzeichen-, marken- oder patentrechtlichem Schutz bzw. sind Warenzeichen oder eingetragene Warenzeichen der jeweiligen Inhaber. Die Wiedergabe von Marken, Produktnamen, Gebrauchsnamen, Handelsnamen, Warenbezeichnungen u.s.w. in diesem Werk berechtigt auch ohne besondere Kennzeichnung nicht zu der Annahme, dass solche Namen im Sinne der Warenzeichen- und Markenschutzgesetzgebung als frei zu betrachten wären und daher von jedermann benutzt werden dürften.

Coverbild: www.ingimage.com

Verlag: Südwestdeutscher Verlag für Hochschulschriften GmbH & Co. KG
Heinrich-Böcking-Str. 6-8, 66121 Saarbrücken, Deutschland
Telefon +49 681 37 20 271-1, Telefax +49 681 37 20 271-0
Email: info@svh-verlag.de

Zugl.: Erlangen, Universität, Dissertation, 2011

Herstellung in Deutschland (siehe letzte Seite)
ISBN: 978-3-8381-3303-4

Imprint (only for USA, GB)
Bibliographic information published by the Deutsche Nationalbibliothek: The Deutsche Nationalbibliothek lists this publication in the Deutsche Nationalbibliografie; detailed bibliographic data are available in the Internet at http://dnb.d-nb.de.

Any brand names and product names mentioned in this book are subject to trademark, brand or patent protection and are trademarks or registered trademarks of their respective holders. The use of brand names, product names, common names, trade names, product descriptions etc. even without a particular marking in this works is in no way to be construed to mean that such names may be regarded as unrestricted in respect of trademark and brand protection legislation and could thus be used by anyone.

Cover image: www.ingimage.com

Publisher: Südwestdeutscher Verlag für Hochschulschriften GmbH & Co. KG
Heinrich-Böcking-Str. 6-8, 66121 Saarbrücken, Germany
Phone +49 681 37 20 271-1, Fax +49 681 37 20 271-0
Email: info@svh-verlag.de

Printed in the U.S.A.
Printed in the U.K. by (see last page)
ISBN: 978-3-8381-3303-4

Copyright © 2012 by the author and Südwestdeutscher Verlag für Hochschulschriften GmbH & Co. KG and licensors
All rights reserved. Saarbrücken 2012

Aus der Chirurgischen Klinik am Universitätsklinikum Erlangen
der Friedrich-Alexander-Universität Erlangen-Nürnberg
Direktor: Prof. Dr. med. Dr. h. c. W. Hohenberger

**Prognose des Kolonkarzinoms
erhoben am Krankengut der Chirurgischen Klinik
am Universitätsklinikum Erlangen im Zeitraum 1978-2004**

Inaugural-Dissertation
zur Erlangung der Doktorwürde
der Medizinischen Fakultät
der
Friedrich-Alexander-Universität
Erlangen-Nürnberg

vorgelegt von
Karin Oeckl
aus Erlangen

Inhaltsverzeichnis

1.	**Zusammenfassung**	1
1.1.	Hintergrund und Ziele	1
1.2.	Patienten und Methoden	1
1.3.	Ergebnisse	1, 2
1.4.	Schlussfolgerungen	2
1.	**Summary**	2
1.1.	Background	2
1.2.	Patients and methods	3
1.3.	Results	3
1.4.	Conclusion	3
2.	**Einleitung**	
3.	**Material und Methoden**	5
3.1.	Patienten	5
3.2.	Definitionen und Tumorklassifikation	8
3.3.	Statistik	9
4.	**Ergebnisse**	10
4.1.	Lokalrezidive	10
4.1.1.	Lokalrezidivrate bei Kombination von pN- und pT - Kategorie	13
4.1.2.	Lokalrezidivrate bei Kombination von pN - Kategorie und Grading	14
4.1.3.	Lokalrezidivrate bei Kombination von Stadium und Zeiträumen	16
4.1.4.	Cox Regressionsanalyse Lokalrezidive	17
4.2.	Fernmetastasen	19
4.2.1.	Fernmetastasen in Abhängigkeit von der Lokalisation	21
4.2.2.	Fernmetastasen bei Kombination von Tumorstadium und Zeitintervallen	23
4.2.3.	Cox Regressionsanalyse Fernmetastasen	24
4.3.	Karzinombezogenes Überleben	26
4.3.1.	Karzinombezogenes Überleben bei Kombination von Tumorstadium und Zeitintervallen	29
4.3.2.	Cox Regressionsanalyse karzinombezogenes Überleben	30

5.	**Diskussion**	**32**
5.1.	Risikofaktoren für Lokalrezidive	32
5.2.	Risikofaktoren für Fernmetastasen	35
5.3.	Risikofaktoren für das karzinombezogene Überleben	36
5.4.	Operationsmethoden	39
5.4.1.	Prinzipien der operativen Therapie	39
5.4.2.	Gefäßversorgung des Kolons	39
5.4.3.	Lymphabflussgebiete der Kolonkarzinome	40
5.4.4.	Komplette mesokolische Exzision und zentral Ligatur	41
5.4.5.	Onkologische Resektion	43
5.4.5.1.	Karzinome im Bereich des Coeums und des Colon ascendens	45
5.4.5.2.	Karzinome der rechten Flexur	46
5.4.5.3.	Karzinome des Colon transversum	47
5.4.5.4.	Karzinome der linken Flexur	48
5.4.5.5.	Karzinome des Colon descendens	49
5.4.5.6.	Karzinome des Colon sigmoideum	50
5.4.6.	Sonderformen	51
5.4.6.1.	Multiple synchrone Karzinome	51
5.4.6.2.	Erstmanifestation des Kolonkarzinoms als akutes Abdomen	51
5.4.6.3.	Multiviszerale Tumorresektion bei Organinfiltration	51
5.5.	Der Chirurg als Prognosefaktor	52
5.6.	Adjuvante Chemotherapie	54
5.7.	Früherkennung und Tumornachsorge	59
5.8.	Schlussfolgerungen	60
6.	**Literaturverzeichnis**	**62**
7.	**Anhang**	**71**

1. Zusammenfassung

1.1. Hintergrund und Ziele

Aufgrund des demografischen Wandels mit steigender Lebenserwartung in Deutschland werden Erkrankungen die ihren Häufigkeitsgipfel in fortgeschrittenem Alter haben weiter zunehmen. Hierzu gehören die malignen Tumoren des unteren Gastrointestinaltraktes, die geschlechtsunabhängig das zweit häufigste Malignom darstellen. In den letzten Jahren wurde ein „Rechts-Shift" festgestellt, mit sowohl einer Zunahme an Kolonkarzinomen und einer Abnahme an Rektumkarzinomen, als auch eine Verlagerung in das proximale Kolon [26]. In der vorliegenden Arbeit wurden Daten über einen Zeitraum von 27 Jahren ausgewertet und Prognosefaktoren bezüglich des Auftretens von Lokalrezidiven und Fernmetastasen untersucht sowie Faktoren, die das Überleben beeinflussen.

1.2. Patienten und Methoden

Analysiert wurden die Daten von 1453 Patienten zwischen 1978 und 2004 aus dem Erlanger Register für kolorektale Karzinome (ERCRC), die an einem primären invasiven Kolonkarzinom erkrankt waren. Die Nachbeobachtungszeit betrug mindestens 5 Jahre. Einschlusskriterien waren die Lokalisation im Kolon, eine Resektion des Primärtumors nach onkologischen Kriterien, die vollständige Entfernung des Tumors (R0), kein Vorliegen von Fernmetastasen oder eines Zweitkarzinoms. Die Primärtumore wurden anhand der 6. Auflage der TNM-Klassifikation klassifiziert. Die Daten wurden mit dem Programm SPSS statistisch ausgewertet.

1.3. Ergebnisse

Die 5-Jahres Rate an Lokalrezidiven betrug im Gesamtkollektiv 4,8%, die der Fernmetastasen 19,2 %. Die karzinombezogene 5 - Jahres - Überlebensrate betrug 84,4 %. In der multivariaten Analyse wurden jeweils drei unabhängige Risikofaktoren gefunden. Das Lokalrezidivrisiko war bei fortgeschrittener pN -

Kategorie, schlechter Differenzierung und bei Notwendigkeit einer Notfalloperation signifikant erhöht. Das Auftreten von Fernmetastasen wurde bei fortgeschrittener pT - und pN - Kategorie sowie einer Notoperation signifikant häufiger beobachtet. Die gleichen Risikofaktoren beeinflussten auch das krebsbezogene Überleben signifikant. Durch die Optimierung der Operationstechnik mit Einführung der kompletten mesokolischen Exzision hat sich die Prognose bei Patienten mit Kolonkarzinom weiter verbessert.

1.4. Schlussfolgerungen

Anhand der Auswertung der vorliegenden Daten konnten unabhängige Risikofaktoren für das Auftreten von Lokalrezidiven und Fernmetastasen gefunden werden, ebenso für das krebsbezogene Überleben. Die Kenntnis der Risikofaktoren hilft, die Prognose der Patienten besser abschätzen zu können. Dies ist wichtig für die Aufklärung des Patienten, die Indikationsstellung für eine adjuvante Chemotherapie und für die Planung der Nachsorgeuntersuchungen.

1. Summary

1.1. Background

As it is visible in the demographic change, people are getting older and therefore, the incidence of diseases with a peak in higher age will increase. Tumors of the lower gastrointestinal tract are counted among these diseases. Independent of gender these diseases are the second most common malignant tumors. Over the last years a right shift could have been observed with an increase of colon carcinoma and a decrease of rectal cancer, as well as a shift to the proximal parts of the colon [26]. In this study data collected in a period of 27 years has been analyzed to find prognostic factors for local recurrence, distant metastasis and survival.

2.2. Patients and methods

Data sets of 1.453 patients collected from 1978 to 2004 in the ERCRC (Erlangen registry for colorectal carcinoma) with a primary invasive colon carcinoma were analyzed. The follow up was at least 5 years. Included were patients with carcinoma located in the colon with a curative resection of the tumor (R0), which was performed according to oncological criteria, no distant metastasis, no second carcinoma. The tumors were classified according to the 6. edition of the TMN classification. Data were analyzed using the statistical program SPSS.

2.3. Results

The 5-year rate for local recurrence was 4.8 % and for distant metastasis 19.2 %. The cancer related 5-year survival rate was 84.4%. In multivariate analysis three independent risk factors were identified. The risk for local recurrence was increased in patients with advanced pN - category, high grade tumors and presentation as emergency. Negative factors for both, increased distant metastasis and lower survival, were increased pT- and pN - category and emergency presentation. Optimizing the surgical technique by the introduction of complete mesocolic excision resulted in a better prognosis for colon carcinoma patients.

2.4. Conclusion

Analyzing the data, we found independent risk factors for local recurrence, distant metastasis and survival. Knowing the risk factors helps to estimate the individual prognosis of patients. This is important for information and education of the patient, indication of adjuvant chemotherapy and planning and timing of follow up examinations.

2. Einleitung

In Europa und den USA beträgt der Anteil kolorektaler Karzinome bei steigender Inzidenz allein über 15% aller Krebserkrankungen, wobei mehr als die Hälfte der Patienten an den Folgen der Erkrankung verstirbt [44, 57]. Deutschlandweit zählt das kolorektale Karzinom mit einer Inzidenz von über 73.000 Neuerkrankungen pro Jahr geschlechtsunabhängig zur zweit häufigsten Malignomerkrankung nach dem Mammakarzinom der Frau und dem Bronchialkarzinom des Mannes [40]. Betrachtet man die letzten Jahrzehnte, so lässt sich ein „right-shift" feststellen, d.h. eine vermehrte Verlagerung der Karzinomlokalisation in das rechte Kolon mit deutlich häufigerem Auftreten von Karzinomen in Colon ascendens und Coecum, kombiniert mit einer abnehmenden Inzidenz der Rektumkarzinome [27].

In 90% der Fälle erfolgt die Erstdiagnose nach dem 50. Lebensjahr, wobei der Altersgipfel zwischen dem 60. und 75. Lebensjahr liegt [85]. Die Inzidenz des kolorektalen Karzinoms hat sich zwischen 1960 und 1980 nahezu verdoppelt, was insbesondere auf exogene Risikofaktoren zurückzuführen ist. Hierzu zählt der zunehmende Konsum fett- und fleischhaltiger Produkte, eine ballaststoffarme Ernährung, Nikotin- und Alkoholkonsum, sowie Übergewicht und wenig körperliche Betätigung [65]. Der Bevölkerung stehen als Screening – Untersuchungen ab dem 50. Lebensjahr die jährliche Durchführung eines Tests auf okkultes Blut oder eine Koloskopie im Alter von 55 Jahren sowie einer Wiederholung im Abstand von 10 Jahren zur Verfügung.

Zur Verbesserung der Prognose von Patienten mit Kolonkarzinom trug in den letzten Jahren die Einführung multimodaler Therapieverfahren bei. Die adjuvante Chemotherapie im Stadium III beim Kolonkarzinom ist in den Deutschen S 3 – Leitlinien verankert [65]. Weltweit werden zahlreiche Studien durchgeführt, um die Chemotherapie weiter zu optimieren. Weniger allgemeines Interesse besteht in der Optimierung der Chirurgie. Dabei zeigte sich in der Vergangenheit durch Einführung der Technik der TME in der operativen Therapie des Rektumkarzinoms eine enorme Prognoseverbesserung. Lag das Überleben von Patienten mit Kolonkarzinom in der Vergangenheit 5 – 10 % über dem von Patienten mit Rektumkarzinom, so hat sich die Prognose des Kolonkarzinoms verglichen mit der nun besseren Prognose des Rektumkarzinoms trotz adjuvanter Therapie verschlechtert [14, 33]. Hier liefert die Chirurgische Klinik am Universitätsklinikum Erlangen durch Entwicklung und Einführung der Technik der kompletten mesokolischen Exzision (CME) einen wichtigen Betrag zur Optimierung der chirurgischen Therapie und somit zu einer Prognoseverbesserung [28].

3. Material und Methoden

3.1. Patienten

Im Erlanger Register für kolorektale Karzinome (ERCRC) finden sich für den Zeitraum von 1978 bis 2004 1542 Patienten. Diese wurden nach folgenden Einschlusskriterien selektiert:

- Vorliegen eines solitären invasiven Karzinoms (Infiltration mindestens bis in die Submukosa) des Kolons, das in der starren Rektoskopie mindestens 16 cm ab Anokutanlinie lokalisiert ist.
- Keine früheren oder zeitgleichen Malignome, außer Basaliom und Plattenepithelkarzinom der Haut sowie ein Carcinoma in situ der Zervix uteri.
- Das Karzinom ist nicht auf dem Boden einer FAP (familiäre adenomatöse Poliposis), eines Morbus Crohn oder einer Colitis ulcerosa entstanden.
- Therapie durch radikale Resektion mit regionaler Lymphknotendissektion.
- Klassifikation des Residualtumors R0 (weder klinisch noch histopathologisch Resttumornachweis).
- Stadium I – III (keine Fernmetastasen).

89 Patienten (5,8%) mussten von der Analyse ausgeschlossen werden, da sie entweder postoperativ verstarben (46 Patienten, 3,0 %) oder der Tumorstatus bezüglich Lokalrezidiven und Fernmetastasen bis 01.01.2009 unbekannt waren (43 Patienten, 2,8%).

Somit wurden in die vorliegende Studie 1453 Patienten aus dem ERCRC eingeschlossen.

Die folgende Tabelle gibt eine Übersicht über die Geschlechts- und Altersverteilung der 1453 untersuchten Patienten. Weiterhin werden die Anzahl der untersuchten regionären Lymphknoten, die Tumorlokalisation, sowie pT - und pN - Kategorie und das Grading dargestellt und nach Kriterien des Vorliegens einer venösen oder lymphatischen Invasion, lokaler intraoperativer Tumorzelldissemination und der Erstmanifestation als Notfall mit nachfolgender OP innerhalb der nächsten 48 Stunden (Tabelle 1). Die Nachbeobachtungszeit der Patienten betrug median 64 Monate (Spannweite 17 – 93). Zum Ende des Follow-ups (01.01.2009) waren 765 Patienten (52,6 %) verstorben.

		n	%
Geschlecht	Männlich	811	55,8
	Weiblich	642	44,2
Alter (in Jahren)	Median	64	
	Spannweite	17 - 93	
Anzahl der unter-suchten regionären Lymphknoten	Median	32	
	Spannweite	2 - 169	
pT – Kategorie	pT1	143	9,8
	pT2	213	14,7
	pT3	903	62,1
	pT4	194	13,4
pN – Kategorie	pN0	912	62,8
	pN1	351	24,2
	pN2	190	13,1
Grading	Low grade	1171	80,6
	High grade	280	19,3
	GX	2	0,1
Extramurale Veneninvasion	Keine extramurale Veneninvasion (EVI -)	1210	87,1
	Extramurale Veneninvasion (EVI +)	179	12,9
	unbekannt	64	4,4
Notfalleingriff	Nein	1333	91,7
	Ja	120	8,3
Intraoperative Tumorzelldissemination	Nein	1421	97,8
	Ja	30	2,1
	Unbekannt	2	0,1
Lymphgefäßinvasion	Nein	794	54,6
	Ja	649	44,7
	Unbekannt	10	0,7
Stadium	1 Stadium I	295	20,3
	2 Stadium II	617	42,5
	3 Stadium III	541	37,2

Tabelle 1: Charakteristik von Patienten und Tumoren (n=1453)

3.2. Definitionen und Tumorklassifikation

Definitionsgemäß handelt es sich um ein Kolonkarzinom, wenn der Tumorunterrand mit dem starren Rektoskop gemessen mehr als 16 cm distal der Linea anocutanea entfernt liegt. Anatomisch betrachtet sind im Kolon die Taenien scharf abgrenzbar, während im Rektum die Muskulatur zirkulär verläuft [34].

Die Einteilung der Tumoren erfolgt nach folgenden vier Maßgaben.

Beim „Typing" wird der histologische Tumorzelltyp bestimmt.

Das „Grading" beschreibt den Differenzierungsgrad der Tumorzellen im Vergleich zum Muttergewebe.

Die TNM - Klassifikation beschreibt die Ausbreitung des Tumors, bezogen auf den Primärtumor, die regionären Lymphknoten und Fernmetastasen. Durch die Präfixe „c", „u", „p", „y" und „r" und deren Kombination werden Methode und Zeitpunkt definiert (klinisch, endosonographisch, pathologisch, nach neoadjuvanter Therapie, bei Lokalrezidiv) [34].

Die R-Klassifikation beschreibt die Tumorsituation postoperativ und gibt Auskunft darüber, ob der Tumor vollständig entfernt wurde, oder ob makroskopisch oder mikroskopisch Resttumorgewebe im Organismus belassen wurde.

Die Daten der vorliegenden Arbeit wurden nach der TNM Klassifikation von 2002 klassifiziert. Patientendaten, die vor 2002 erhoben worden waren, wurden dementsprechend umklassifiziert [71, 83].

Die histologische Klassifizierung und Differenzierung erfolgte nach den WHO-Kriterien. In der Arbeit wurden G1 - und G2 – Tumoren als „low grade" – Tumoren, G3 - und G4 – Tumoren als „high grade" – Tumoren zusammengefasst [34].

Das Kriterium der Notfalloperation war erfüllt, wenn der Eingriff innerhalb von 48 Stunden nach stationärer Aufnahme erfolgte [73].

3.3. Statistik

Zur Schätzung der 5-Jahres Rate an Lokalrezidiven, Fernmetastasen und krebsbezogenem Überleben wurde die Kaplan-Meier Methode verwendet. Als Ereignis wurde das Auftreten eines Lokalrezidivs, einer Fernmetastase beziehungsweise der Tod am Kolonkarzinom definiert. Weiterhin wurden 95% Konfidenzintervalle (95% CI) nach der Methode von Greenwood berechnet. Für Vergleiche wurde der log rank Test verwendet. Um Interaktionen zu kontrollieren wurde eine multivariate Analyse mit Hilfe der Cox Regressionsanalyse durchgeführt.

Zum Vergleich der Häufigkeiten wurde der Chi-Quadrat Test verwendet. Ein p-Wert von kleiner 0,05 galt als signifikant.

Alle Analysen wurden mit dem Statistik Programm SPSS für Windows Version 17.0 (SPSS Inc., Chicago, USA) durchgeführt.

4. Ergebnisse

4.1. Lokalrezidive

Die 5-Jahres Rate an Lokalrezidiven betrug in unserem Patientenkollektiv 4,8 % (95% CI 3,6 - 6,0). Innerhalb dieser Zeit trat bei 67 Patienten ein Lokalrezidiv auf, das im Schnitt 20 Monate (Median 20 Monate, Spannweite 2 – 255 Monate) nach Primärtherapie diagnostiziert wurde. Bei 33 Patienten (49,3%) dieser Gruppe wurden simultan Fernmetastasen beobachtet.

Als signifikante Faktoren für das Auftreten von Lokalrezidiven fanden sich in der univariaten Analyse eine fortgeschrittene pT – Kategorie ($p<0,001$), eine regionale Lymphknotenmetastasierung ($p<0,001$), ein fortgeschrittenes Tumorstadium ($p<0,001$), das Vorliegen eines high grade – Tumors ($p<0,001$) sowie einer extramuralen Veneninvasion ($p<0,001$), die Notwendigkeit eines Notfalleingriffs ($p<0,001$) und einer intraoperative lokale Tumorzelldissemination ($p=0,015$).

Betrachtet man die fünf verschiedenen Zeitintervalle zwischen 1978 und 2004, so nahm die Lokalrezidivrate kontinuierlich von 6,5% auf 3,2% ab. Dabei wurde das Signifikanzniveau jedoch nicht erreicht ($p=0,280$). Verglich man den Zeitraum von 1978 – 1984 mit dem von 2000 – 2004 lag der p-Wert mit 0,059 nur knapp über dem Signifikanzniveau (Tabelle 2).

	n	Lokalrezidivrate (%)	95% CI	p	p gesamt
Gesamt	1453	4,8	3,6-6,0		
pT1,2	356	1,2	0-2,4	0,003	
pT3	903	5,0	3,4-6,6	0,003	
pT4	194	10,7	6,2-15,2		<0,001
pN0	912	1,7	0,9-2,5	<0,001	
pN1	351	6,2	3,5-8,9	<0,001	
pN2	190	19,3	12,8-25,8		<0,001
Stadium I	295	0,7	0-1,7	0,084	
Stadium II	617	2,2	1,0-3,4	<0,001	
Stadium III	541	10,4	7,7-13,1		<0,001
Low grade	1171	3,5	2,3-4,7	<0,001	
High grade	280	10,3	6,4-14,2		<0,001
EVI -	1210	3,9	2,7-5,1	0,004	
EVI +	179	9,2	4,5-13,9		<0,001
Lymphgefäßinvasion nein	794	2,4	1,2-3,6	<0,001	
Lymphgefäßinvasion ja	649	8,0	5,8-10,2		<0,001
Intraoperative TZD nein	1421	4,6	3,4-5,8	0,015	
Intraoperative TZD ja	30	14,3	1,2-27,4		0,015
Elektive Operation	1333	4,4	3,2-5,6	0,010	
Notfalleingriff	120	9,9	4,0-15,8		0,010
≥ 28 LK untersucht	884	4,3	2,9-5,7	0,217	
< 28 LK untersucht	569	5,5	3,5-7,5		0,217

TZD = Tumorzelldissemination EVI = extramurale Veneninvasion

Tabelle 2: Lokalrezidive: 5 – Jahresrate

	n	Lokalrezidivrate (%)	95% CI	p	p gesamt
Coekum	125	9,4	4,1-14,7	0,022	
C. ascendens	208	3,1	0,7-5,5	0,320	
Rechte Flexur	72	5,8	0,3-11,3	0,035	
C. transversum	127	0		0,107	
Linke Flexur	68	4,5	0-9,4	0,753	
C. descendens	87	5,7	0,2-11,2	0,643	
C. sigmoideum	766	2,4	1,2-3,6		0,086
C. ascendens	333	5,5	3,0-8,0	1,935	
C. transversum inklusive rechter und linker Flexur	267	2,7	0,7-4,7	0,205	
C. descendens	853	5,1	3,5-6,7		0,373
Colon sigmoideum	766	2,4	1,2-3,6	0,795	
Restliches Kolon	687	2,6	1,4-3,8		0,795
Adjuvante Therapie nein	1330	4,9	3,7-6,1	0,505	
Adjuvante Therapie ja	123	3,5	0,2-6,8		0,505
1978-1984	411	6,5	4,0-9,0	0,234	
1985-1989	308	4,6	2,1-7,1	0,725	
1990-1994	201	4,7	1,8-7,6	0,446	
1995-1999	251	3,9	1,4-6,4	0,714	
2000-2004	282	3,2	1,0-5,4		0,280

Fortsetzung Tabelle 2: Lokalrezidive: 5 – Jahresrate

4.1.1. Lokalrezidivrate bei Kombination von pN – und pT – Kategorie

Das Risiko für Lokalrezidive erhöht sich bei einer Kombination aus fortgeschrittener pT – Kategorie und fortgeschrittener pN – Kategorie enorm. Während bei den pT1/pN0 klassifizierten Tumoren die Lokalrezidivrate nur 0,8% betrug, so erhöhte sie sich mit steigender pT – und pN – Kategorie stetig. Bei pT3/pN2 erkennt man einen sprunghaften Anstieg auf 15,8%. Besonders hoch ist die Lokalrezidivrate bei pT4/pN2 - Tumoren mit 28,4% (Tabelle 3).

		n	Lokalrezidive (%)	95 % CI	p
pN0		912			
	pT1	130	0,8	0 – 2,4	0,861
	pT2	165	0,6	0 – 1,8	0,139
	pT3	533	2,4	1,0 – 3,8	0,487
	pT4	84	1,2	1,2 – 3,6	*0,745 (pT4:pT1)*
pN1		351			
	pT1	11	0	0	0,321
	pT2	43	4,9	1,0 – 11,6	0,707
	pT3	234	5,1	2,2 – 8,0	0,056
	pT4	63	12,5	3,7 – 21,3	*0,227 (pT4:pT1)*
pN2		190			
	pT1	2	0	0	
	pT2	5	0	0	
	pT3	136	15,8	8,7 – 22,9	0,054
	pT4	47	28,4	13,9 – 43,0	*0,417 (pT4:pT1)*

Tabelle 3: Lokalrezidivrate bei Kombination von pT – und pN – Kategorie

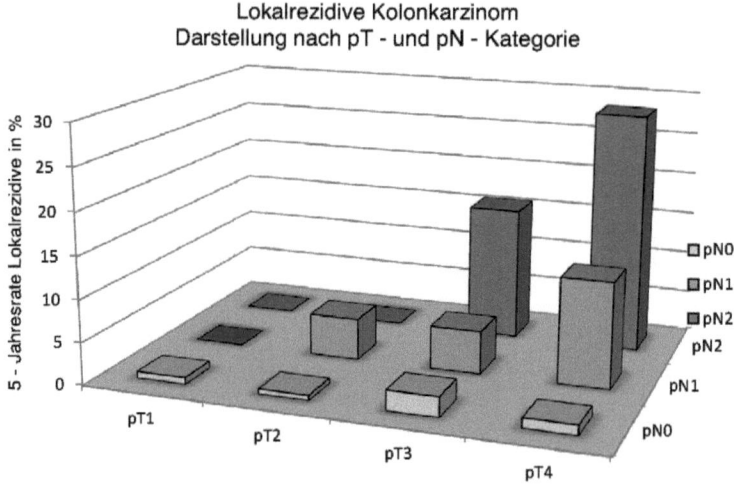

Abbildung 1: Grafik: Lokalrezidivrate bei Kombination von pT – und pN – Kategorie

4.1.2. Lokalrezidive bei Kombination von pN – Kategorie und Grading

Bei pN0 – Tumoren mit guter oder mäßiger Differenzierung traten nur in 0,9 % der Fälle Lokalrezidive auf, während es bei pN0 – Tumoren mit schlechter Differenzierung bereits 6,4% waren. Betrachtet man die pN1 – Kategorie, so findet sich hier bei den gut und mäßig differenzierten Tumoren eine Lokalrezidivrate von 5,9% die sich auf 7,4% bei schlecht differenziertem Gewebe erhöht. Auch die Kombination aus pN2 – Tumoren und schlechter Differenzierung war mit einer Lokalrezidivrate von 20,9 % prognostisch sehr ungünstig (Abbildung 1).

		n	Lokalrezidive (%)	95% CI	p
pN0		910			
	Low grade	792	0,9	0,1 – 1,7	<0,001
	High grade	118	6,4	1,9 – 10,9	
pN1		351			
	Low grade	273	5,9	2,9 – 8,9	0,884
	High grade	78	7,4	1,1 – 13,7	
pN2		190			
	Low grade	106	16,4	8,8 – 24,0	0,525
	High grade	84	20,9	10,5 – 31,3	

Tabelle 4: Lokalrezidivrate bei Kombination von pN – Kategorie und Grading

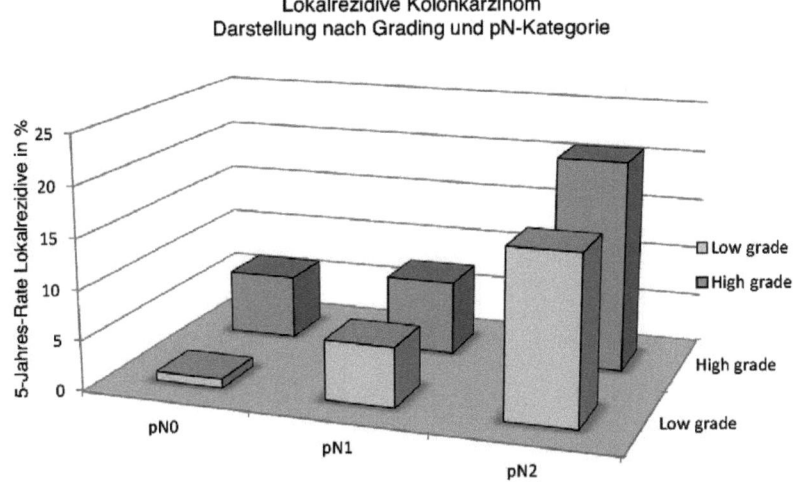

Abbildung 2: Grafik: Lokalrezidivrate bei Kombination von pN – Kategorie und Grading

4.1.3. Lokalrezidivrate bei Kombination von Tumorstadium und Zeiträumen

Berechnet man die Lokalrezidivrate in Abhängigkeit vom Tumorstadium in den beschriebenen Zeiträumen, lässt sich am deutlichsten im Stadium III mit dem insgesamt höchsten Lokalrezidivrisiko ein Rückgang der Lokalrezidive im jüngsten Zeitraum verzeichnen.

	n	Lokalrezidive (%)	95% CI	p	p gesamt
Stadium I	**295**	**0,7**	**0-1,7**		
1978-1984	58	1,7	0-5,0		
1985-1989	50	0			
1990-1994	44	0			
1995-1999	51	0			
2000-2004	92	1,2	0-3,6		0,727
Stadium II	**617**	**2,2**	**1,0-3,4**		
1978-1984	192	1,6	0-3,4		
1985-1989	135	1,6	0-3,8	0,892	
1990-1994	83	5,0	0,3-9,7	0,139	
1995-1999	112	1,0	0-3,0	0,091	
2000-2004	95	3,5	0-7,4	0,213	0,291
Stadium III	**541**	**10,4**	**7,7-13,1**		
1978-1984	161	15,4	9,3-21,5		
1985-1989	123	10,4	4,5-16,3	0,239	
1990-1994	74	7,3	1,0-13,6	0,776	
1995-1999	88	10,1	3,4-16,8	0,862	
2000-2004	95	4,9	0,2-9,6	0,232	0,159

Tabelle 5: Lokalrezidiverate nach 5 Jahren bei Kombination von Tumorstadium und Zeitintervallen

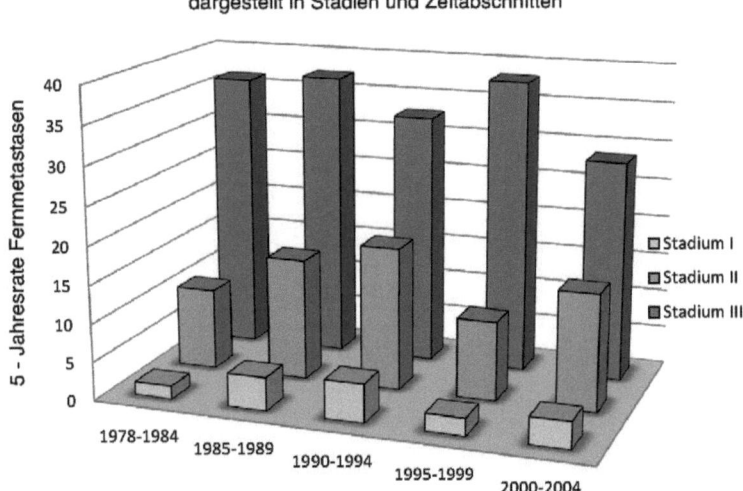

Abbildung 3: Grafik: Lokalrezidivrate bei Kombination von Tumorstadium und Zeitintervallen

4.1.4. Cox Regressionsanalyse Lokalrezidive

Mit Hilfe der Cox Regressionsanalyse konnten drei unabhängige Risikofaktoren identifiziert werden. Der bedeutendste war die pN – Kategorie. Setzt man das Risiko für ein Lokalrezidiv bei pN0 – Tumoren gleich 1,0, so verdreifacht sich das relative Risiko für ein Lokalrezidiv bei pN1 – Karzinomen und ist 8,6 mal so hoch bei pN2 – Karzinomen. Weitere unabhängige Faktoren waren der Differenzierungsgrad sowie die Notwendigkeit eines Notfalleingriffs (Tabelle 6).

	n	Relatives Risiko	95% CI	p
pT1,2	344	1,0		
pT3	858	1,7	0,6-1,5	0,281
pT4	183	3,0	1,0-8,7	0,043
pN0	875	1,0		
pN1	334	3,3	1,6-7,1	0,002
pN2	176	8,6	3,8-19,4	<0,001
Low grade	1123	1,0		
High grade	262	1,9	1,1-3,4	0,033
EVI -	1206	1,0		
EVI +	179	0,7	0,3-1,4	0,270
Lymphgefäßinvasion nein	778	1,0		
Lymphgefäßinvasion ja	607	1,1	0,6-2,3	0,695
Keine intraoperative TZD	1357	1,0		
Intraoperative TZD	28	2,4	1,7-8,4	0,168
Elektiver Eingriff	1268	1,0		
Notoperation	117	1,6	0,8-3,3	0,190
1978-1984	360	1,0		
1985-1989	308	0,6	0,3-1,2	0,165
1990-1994	199	0,9	0,4-2,1	0,883
1995-1999	249	0,6	0,3-1,3	0,195
2000-2004	269	0,4	0,2-0,9	0,036

EVI = extramurale Veneninvasion, TZD =Tumorzelldissemination

Tabelle 6: Lokalrezidive: Cox Regressionsanalyse

4.2. Fernmetastasen

Die 5 – Jahresrate an Fernmetastasen betrug 19,2 % (95% CI 17,0 – 21,4). Als signifikante Kriterien für eine erhöhte Rate fanden sich die fortgeschrittene pT – und pN – Kategorie, das Tumorstadium, die histologische Graduierung, die extramurale Veneninvasion und die Lymphgefäßinvasion sowie die Notwendigkeit eines Notfalleingriffs. Hierbei ist zu erklären, warum bei Patienten, die eine adjuvante Chemotherapie erhalten hatten, die Fernmetastasenrate in der univariaten Analyse signifikant höher war. Dies ist darauf zurückzuführen, dass nur Patienten mit fortgeschrittenen Tumoren, vor allem im Stadium III eine adjuvante Therapie erhalten hatten.

Beim Vergleich der Zeitintervalle sank die 5 – Jahresrate an Fernmetastasen von 18,9 % auf 15,8% (p = 0,609) (Tabelle 7).

	n	5-Jahresrate (%)	95% CI	p	p gesamt
Gesamt	**1453**	**19,2**	**17,0-21,4**		
pT1,2	356	3,8	1,8-5,8	<0,001	
pT3	903	22,0	19,3-24,7	<0,001	<0,001
pT4	194	34,8	27,9-41,7		
pN0	912	10,0	8,0-12,0	<0,001	
pN1	351	24,4	19,7-29,1	<0,001	<0,001
pN2	190	55,1	47,7-62,5		
Stadium I	295	2,9	0,9-4,9	<0,001	
Stadium II	617	13,4	10,7-16,1	<0,001	<0,001
Stadium III	541	35,0	30,9-39,1		
Low grade	1171	16,8	14,6-19,0	<0,001	<0,001
High grade	280	29,4	23,9-34,9		
EVI -	1210	15,0	12,8-17,2	<0,001	<0,001
EVI +	179	45,3	37,9-52,7		
Lymphgefäßinvasion nein	794	10,0	7,8-12,2	<0,001	<0,001
Lymphgefäßinvasion ja	649	30,8	27,1-34,5		
Keine intraoperative TZD	1421	19,0	16,8-21,2	0,177	0,177
Intraoperative TZD	30	31,4	14,3-48,5		
Elektiver Eingriff	1333	17,3	15,1-19,5	<0,001	<0,001
Notoperation	120	40,8	31,6-50,0		
≤ 28 Lymphknoten untersucht	884	19,6	16,3-22,9	0,596	0,596
>28 Lymphknoten untersucht	569	19,0	16,5-21,5		

EVI = extramurale Veneninvasion, TZD = Tumorzelldissemination

Tabelle 7: 5 – Jahresrate Fernmetastasen

	n	5-Jahresrate in %	95% CI	p	p gesamt
Coekum	125	17,8	10,4-25,2	0,970	
C. ascendens	208	20,3	14,6-26,0	0,089	
Flexura hepatica	72	11,7	4,1-19,3	0,523	
C. transversum	127	14,6	8,3-20,9	0,089	
Flexura lienalis	68	24,9	14,3-35,5	0,937	
C. descendens	87	20,4	11,8-29,0	0,51	
C. sigmoideum	766	19,1	16,4		0,218
- adj. Therapie	1330	18,1	15,9-20,3	0,001	
+ adj. Therapie	123	30,7	22,5-38,9		0,001
1978 – 1984	411	18,9	14,0-21,8	0,609	
1985 – 1989	308	22,5	17,8-27,2	0,584	
1990 – 1994	201	20,8	15,1-26,5	0,510	
1995 – 1999	251	18,0	13,1-22,9	0,857	
2000 – 2004	282	15,8	11,3-20,3		0,465

adj. = adjuvant

Fortsetzung Tabelle 7: 5 – Jahresrate Fernmetastasen

4.2.1. Fernmetastasen in Abhängigkeit der Lokalisation

Bezüglich der Tumorlokalisation im Kolon lag kein signifikanter Faktor einer erhöhten Rate an Fernmetastasen vor (Tabelle 8).

Lokalisation	Anzahl	5-Jahresrate in %	95% CI	p
Zoekum	125	17,8	10,4-25,2	0,970
C. ascendens	208	20,3	14,6-26,0	0,089
Rechte Flexur	72	11,7	4,1-19,3	0,523
C. transversum	127	14,6	8,3-20,9	0,089
Linke Flexur	68	24,9	14,3-35,5	0,937
C. descendens	87	20,4	11,8-29,0	0,152
C. sigmoideum	766	19,1	16,4-21,8	

Tabelle 8: 5 – Jahresrate an Fernmetastasen unterteilt nach Lokalisation des Primärtumors im Kolon

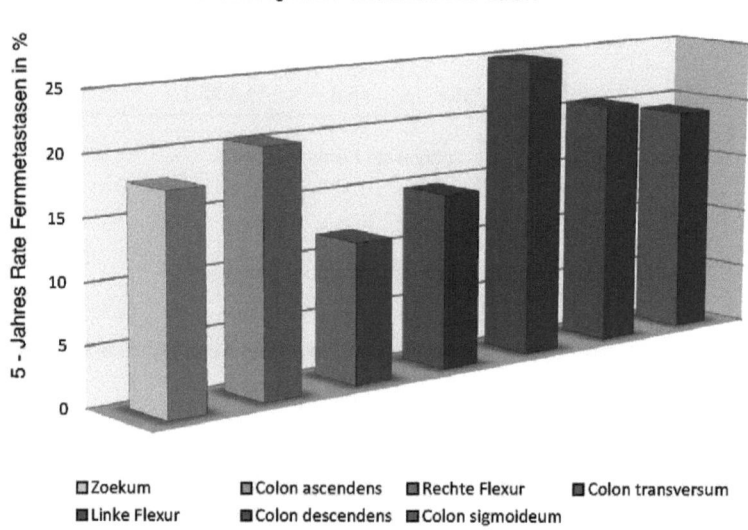

Abbildung 4: Grafik: 5 – Jahresrate an Fernmetastasen unterteilt nach Lokalisation des Primärtumors im Kolon

4.2.2. Fernmetastasen bei Kombination von Tumorstadium und Zeiträumen

Betrachtet man die Rate an Fernmetastasen der einzelnen Tumorstadien bezüglich der Zeitintervalle, so findet sich hier im Stadium III eine Abnahme von 36,3 % im Zeitraum 1978-1984 auf 28,6 % im Zeitraum 2000-2004, die das Signifikanzniveau jedoch nicht erreicht (Tabelle 9, Abbildung 5)

	n	Fernmetastasen (%)	95% CI	p	p gesamt
Stadium I	295	2,9	0,9-4,9		
1978-1984	58	1,7	0-5,0		
				0,431	
1985-1989	50	4,3	0-10,2		
				0,697	
1990-1994	44	5,0	0-11,9		
				0,433	
1995-1999	51	2,3	0-6,6		
				0,069	
2000-2004	92	3,5	0-7,4		0,577
Stadium II	617	13,4	10,7-16,1		
1978-1984	192	10,6	6,3-14,9		
				0,202	
1985-1989	135	15,8	9,5-22,1		
				0,849	
1990-1994	83	18,5	10,1-26,9		
				0,286	
1995-1999	112	10,3	4,6-16,0		
				0,171	
2000-2004	95	15,2	7,6-22,8		0,426
Stadium III	541	35,0	30,9-39,1		
1978-1984	161	36,3	28,5-44,1		
				0,763	
1985-1989	123	37,2	28,4-46,0		
				0,716	
1990-1994	74	32,7	21,9-43,5		
				0,837	
1995-1999	88	38,1	27,9-48,3		
				0,239	
2000-2004	95	28,6	19,0-38,2		0,721

Tabelle 9: 5 – Jahresrate an Fernmetastasen bei Kombination von Tumorstadium und Zeitintervall

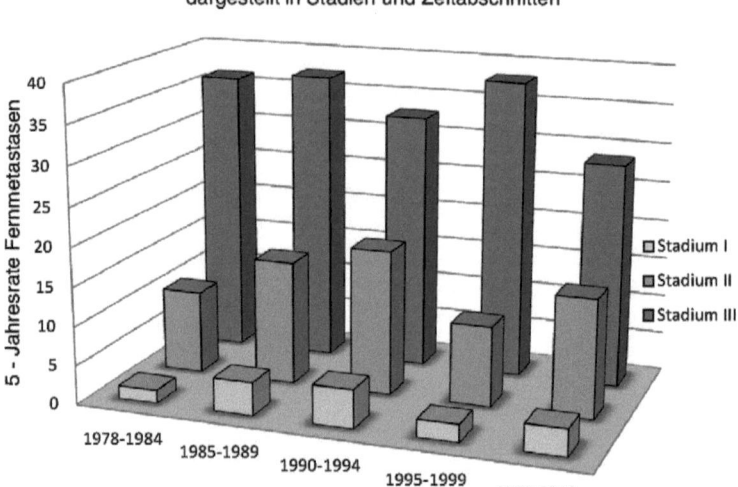

Abbildung 5: Grafik: 5 – Jahresrate an Fernmetastasen bei Kombination von Tumorstadium und Zeitintervall

4.2.3. Cox Regressionsanalyse Fernmetastasen

Waren in der univariaten Analyse pT – Kategorie, pN – Kategorie, Tumorstadium, Grading, extramurale Veneninvasion, Lymphgefäßinvasion, adjuvante Chemotherapie und Präsentation als Notfall signifikante Einflussfaktoren, reduzierten sie sich in der multivariaten Analyse auf die pT – Kategorie und die pN – Kategorie, sowie das Auftreten als Notfalleingriff als unabhängige Faktoren. Das relative Risiko für Fernmetstasen war bei pT4 – Tumoren um das 3,7-fache, bei pN2 – Tumoren um das 3,6-fache erhöht (Tabelle 10).

	n	Relatives Risiko	95% CI	p
pT1,2	344	1,0		
pT3	858	2,7	1,7-1,3	<0,001
pT4	183	3,7	2,2-6,3	<0,001
pN0	875	1,0		
pN1	334	1,8	1,3-2,5	<0,001
pN2	176	3,6	2,5-5,2	<0,001
Low grade	1123	1,0		
High grade	262	1,0	0,7-1,3	0,864
EVI -	1206	1,0		
EVI +	179	1,5	1,1-2,0	0,015
Lymphgefäßinvasion nein	778	1,0		
Lymphgefäßinvasion ja	607	1,6	1,2-2,2	0,003
Intraoperative TZD nein	1357	1,0		
Intraoperative TZD	28	1,1	0,6-2,3	0,742
Elektiver Eingriff	1268	1,0		
Notfalleingriff	117	1,8	1,3-2,6	<0,001
1978-1984	360	1,0		
1985-1989	308	1,0	0,7-1,4	0,891
1990-1994	199	1,0	0,7-1,5	0,939
1995-1999	249	1,1	0,7-1,6	0,688
2000-2004	269	1,1	0,7-1,6	0,686

EVI extramurale Veneninvasion, TZD Tumorzelldissemination

Tabelle 10: Fernmetastasen: Cox Regressionsanalyse

4.3. Karzinombezogenes Überleben

Die krebsbezogene 5 – Jahres – Überlebensrate nach primärer Therapie betrug für das Gesamtkrankengut 85,2 % (95% CI, 83,2 – 87,2).

Das krebsbezogene Überleben wurde von folgenden Faktoren in der univariaten Analyse signifikant beeinflusst: fortgeschrittene pT – und pN – Kategorie, fortgeschrittenes Tumorstadium, schlechte Differenzierung, extramurale Veneninvasion und Tumoroperation als Notfalleingriff.

Über die fünf Zeiträume hinweg verbesserte sich die krebsbezogene 5 – Jahres – Überlebensrate von 82,1% auf 90,2%. Das Signifikanzniveau wurde nur knapp verfehlt (p = 0,061). Die Verbesserung ist wiederum besonders deutlich im Stadium III zu sehen (Tabelle 11).

	n	5 – Jahresrate (%)	95% CI	p	p gesamt
Gesamt	1453	85,2	83,2-87,2		
pT1,2	356	98,8	97,6-100	<0,001	<0,001
pT3	903	83,4	80,9-85,9	<0,001	
pT4	194	68,0	61,1-74,9		
pN0	912	93,7	92,1-95,3	<0,001	<0,001
pN1	351	81,6	77,5-85,7	<0,001	
pN2	190	49,7	42,3-57,1		
Stadium I	295	99,2	98,2-100	<0,001	<0,001
Stadium II	617	91,1	88,7-93,5	<0,001	
Stadium III	541	70,7	66,8-74,6		
Low grade	1171	88,1	86,1-90,1	<0,001	<0,001
High grade	280	72,5	67,0-78,0		
EVI -	1210	89,3	87,5-91,1	<0,001	<0,001
EVI +	179	62,4	55,1-69,7		
Lymphgefäßinvasion nein	794	93,2	91,4-95,0	<0,001	<0,001
Lymphgefäßinvasion ja	649	75,2	71,9-78,5		
Keine intraoperative TZD	1421	85,3	83,3-87,3	0,072	0,072
Intraoperative TZD	30	76,1	60,6-91,6		
Elektiver Eingriff	1333	86,8	84,8-88,8	<0,001	<0,001
Notoperation	120	66,2	57,2-75,2		
≤ 28 Lymphknoten untersucht	884	86,0	83,6-88,4	0,201	0,201
> 28 Lymphknoten untersucht	569	83,8	80,7-86,9		

EVI = extramurale Veneninvasion, TZD = Tumorzelldissemination

Tabelle 11: 5 – Jahresrate karzinombezogenes Überleben

	n	5-Jahres-rate (%)	95% CI	p	p gesamt
Coekum	125	80,5	73,2-87,8		
C. ascendens	208	82,9	77,6-88,2	0,972	
Flexura hepatica	72	89,8	82,5-97,1	0,275	
C. transversum	127	88,5	82,8-94,2	0,973	
Flexura lienalis	68	79,2	69,0-89,4	0,158	
C. descendens	87	79,9	71,1-88,7	0,510	
C. sigmoideum	766	86,6	84,1-89,1	0,036	0,231
C. ascendens	333	82,0	77,7-86,3		
C. transversum und Flexuren	267	86,5	82,2-90,8	0,220	
C. descendens	853	86,1	83,7-88,5	0,299	0,445
C. sigmoideum	766	86,6	84,1-89,1		
Restliches Kolon	687	83,5	80,6-86,4	0,491	0,491
- adj. Therapie	1330	85,7	83,7-87,7		
+ adj. Therapie	123	79,6	72,3-86,9	0,185	0,185
1978-1984	411	82,1	78,4-85,8		
1985-1989	308	83,6	79,3-87,9	0,555	
1990-1994	201	84,6	79,5-89,7	0,416	
1995-1999	251	87,2	83,1-91,3	0,429	
2000-2004	282	90,2	86,5-93,9	0,388	0,061

adj. = adjuvant

Fortsetzung Tabelle 11: 5-Jahresrate karzinombezogenes Überleben

4.3.1. Karzinombezogenes Überleben bei Kombination von Tumorstadium und Zeitintervallen

	n	5-Jahres Rate (%)	95% CI	p	p gesamt
Stadium I	**295**	**99,2**	**98,2-100**		
1978-1984	58	100			
				0,169	
1985-1989	50	97,6	92,9-100		
				0,339	
1990-1994	44	97,4	92,5-100		
				0,871	
1995-1999	51	97,7	93,4-100		
				0,763	
2000-2004	92	100			0,427
Stadium II	**617**	**91,1**	**88,7-93,5**		
1978-1984	192	92,5	88,8-96,2		
				0,131	
1985-1989	135	91,6	86,9-96,3		
				0,888	
1990-1994	83	87,5	80,2-94,8		
				0,298	
1995-1999	112	92,3	87,2-97,4		
				0,476	
2000-2004	95	88,8	81,7-95,9		0,425
Stadium III	**541**	**70,7**	**66,8-74,6**		
1978-1984	161	62,0	54,2-69,8		
				0,446	
1985-1989	123	69,0	60,6-77,4		
				0,575	
1990-1994	74	74,0	64,0-84,0		
				0,869	
1995-1999	88	73,7	64,5-82,9		
				0,313	
2000-2004	95	81,8	73,4-90,2		0,085

Tabelle 12: Karzinombezogenes Überleben bei Kombination von Tumorstadium und Zeitintervallen

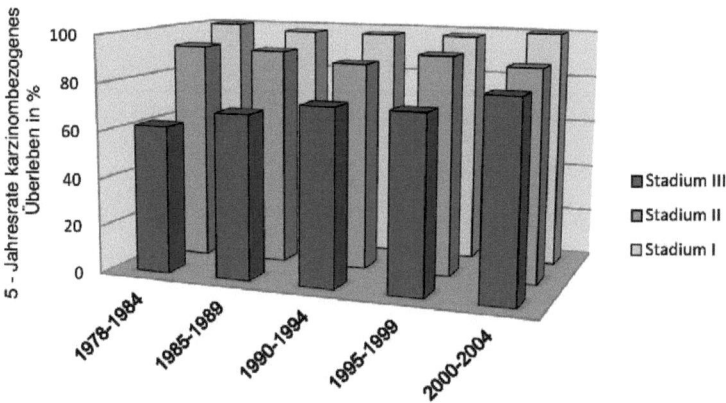

Abbildung 6: Grafik: Karzinombezogenes Überleben bei Kombination von Tumorstadium und Zeitintervallen

4.3.2. Cox Regressionsanalyse

In der multivariaten Analyse fanden sich eine fortgeschrittene pN – und pT – Kategorie, sowie das Auftreten als Notfall als unabhängige Faktoren für ein kürzeres Überleben. Das relative Risiko, am Kolonkarzinom zu versterben war bei pT4 – Karzinomen um das 6,6-fache im Vergleich zu pT1 – Karzinomen erhöht. Bei pN2 – Tumoren vervierfachte sich dieses Risiko im Vergleich zu pN0 – Tumoren (Tabelle 13).

	n	Relatives Risiko	95% CI	p
pT1,2	344	1,0		
pT3	858	4,5	2,4-8,6	<0,001
pT4	183	6,6	3,3-13,3	<0,001
pN0	875	1,0		
pN1	334	1,7	1,2-2,5	0,002
pN2	176	4,2	2,9-6,1	<0,001
Low grade	1123	1,0		
High grade	262	1,1	0,8-1,5	0,428
EVI -	1206	1,0		
EVI +	179	1,3	0,9-1,7	0,171
Lymphgefäßinvasion nein	778	1,0		
Lymphgefäßinvasion ja	607	1,5	1,1-2,2	0,016
Ohne intraoperative TZD	1357	1,0		
Mit intraoperativer TZD	28	1,3	0,6-2,8	0,434
Elektiver Eingriff	1268	1,0		
Notoperation	117	1,8	1,3-2,5	0,001
1978-1984	360	1,0		
1985-1989	308	0,9	0,6-1,3	0,564
1990-1994	199	0,9	0,6-1,4	0,697
1995-1999	249	0,9	0,6-1,3	0,513
2000-2004	269	0,7	0,4-1,1	0,133

EVI = extramurale Veneninvasion, TZD = Tumorzelldissemination

Tabelle 13: Karzinombezogenes Überleben: Cox Regressionsanalyse

5. Diskussion

5.1. Risikofaktoren für Lokalrezidive

Lokalrezidive bei Kolonkarzinomen stellen ein bedeutendes klinisches Problem dar. Die 5 – Jahres – Überlebensrate beträgt bei Entwicklung eines Lokalrezidives insgesamt 11 %. Ohne kurative Resektion ist die Prognose infaust. Die 5 – Jahres – Überlebensrate wird in verschiedenen Arbeiten zwischen 0 und 5 % angegeben [13]. Die Lokalrezidivrate der eigenen Patienten beträgt 4,8 % für den Zeitraum von 1978 bis 2004. In der Auswertung unserer Daten konnten in der univariaten Analyse das fortgeschrittene pT – Kategorie, eine regionale Lymphknotenmetastasierung, fortgeschrittenes Tumorstadium, schlechte Differenzierung, extramurale Veneninvasion und die Tumoroperation als Notfalleingriff als Risikofaktoren identifiziert werden.

In der multivariaten Analyse fanden sich drei unabhängige Prognosefaktoren. So war das Lokalrezidivrisiko bei fortgeschrittener pN – Kategorie, schlechter Gewebe-differenzierung und Tumormanifestation als chirurgischer Notfall signifikant erhöht.

Betrachtet man die Langzeitergebnisse der Deutschen Studiengruppe Kolorektales Karzinom (SGKRK) aus dem Jahr 1994, so finden sich in der Auswertung von 1157 Fällen in denen ein solitäres invasives Kolonkarzinom vorlag 10,5 % Lokalrezidive nach R-0 Resektion. Eingeschlossen war das Patientengut von sieben Kliniken in den Jahren 1984 bis 1986, die Schwankungsbreite zwischen den einzelnen Kliniken lag zwischen 4 % und 34 % [24]. Zu ähnlichem Ergebnis kam auch eine groß angelegte Studie aus England aus dem Jahr 1984, die zwischen 1976 und 1980 mit über 2000 eingeschlossenen Fällen eine Lokalrezidivrate von 14 % errechnete [60]. Eine Auswertung der Daten von 414 Patienten durch Mentges et al. zwischen 1970 und 1980 an der Universität Mainz erbrachte ein Gesamtrezidivrisiko von 37,4 %, der Anteil an Lokalrezidiven lag bei 16,4% [45].

Auswertungen des eigenen Patientengutes im Zeitraum von 1988 bis 1997 ergaben als unabhängige Faktoren das Tumorstadium, die Gewebedifferenzierung, venöse Invasion, den Chirurgen und die Höhe des präoperativen Serum-CEAs [27].

Während in unserer Analyse die Tumorlokalisation keinen signifikanten Faktor für ein erhöhtes Lokalrezidivrisiko darstellte, wurde in einer Auswertung ältere Arbeiten von Garlock, Judd und Lofgren durch Mentges eine Zunahme der Rezidivrate mit zunehmend distaler Lokalisation des Primärtumors gefunden [45]. Umgekehrt findet sich in einer Studie von Olson 1980 eine besonders günstige Prognose für Tumoren im Colon transversum, während hier wiederum Tumoren im Rektosigmoidalbereich einen negativen Faktor darstellten [56]. In einigen Arbeiten wird die linke Flexur als ungünstigste Lokalisation mit der höchsten Rate an Lokalrezidiven identifiziert [5, 41, 60, 75]. Russel et al. wiesen 1984 bei Tumoren im Bereich des Coecums eine schlechtere Prognose nach bei einer Lokalrezidivrate von insgesamt 34% [63]. Ein erhöhtes Lokalrezidivrisiko bei fortgeschrittenem Tumorstadium und regionärer Lymphknotenmetastasierung findet sich weitläufig in der Literatur [45, 56, 60, 76]. In der Arbeit von Phillips 1984 mit über 2200 Fällen wurde ebenfalls das Stadium wie auch das Vorliegen einer Tumorperforation oder -obstruktion als Prognosefaktor identifiziert, wobei hier kein signifikanter Einfluss der Differenzierung und auch der Tumorlokalisation gefunden werden konnte [60]. In dieser Patientengruppe betrug der Anteil an Lokalrezidiven 14 %. Prognosefaktoren waren das Tumorstadium, Alter der Patienten (wobei die jüngeren Patienten die schlechtere Prognose hatten), Tumorobstruktion und – perforation, sowie fortgeschrittene pT – und pN – Kategorie.

Pelissier et al. fanden in ihrer Arbeit von 1991 als unabhängige Risikofaktoren für Tumorrezidive das Tumorstadium, Alter und Tumorzelldifferenzierung [58].

In jüngeren Studien zeigten sich zunehmend niedrigere Lokalrezidivraten. Eine Studie aus dem Jahr 2008 von Yun et al. mit 994 Patienten fand eine Lokalrezidivrate von 6,1 % [36]. Als Risikofaktoren wurden hier fortgeschrittene pT – und pN – Kategorie und Lymphgefäßinvasion gefunden. Sjövall et al. identifizierten 2007 bei einer Lokalrezidivrate von 11,5 % die Tumorlokalisation (rechte Flexur und Colon sigmoideum), Tumorperforation und Noteingriff, fortgeschrittene pT – und pN – Kategorie und schlechte

Differenzierung als signifikante Risikofaktoren [69]. Die Studie von Bowne aus dem Jahr 2004 zur Analyse von Kolonkarzinomen zeigte ein Lokalrezidivrisiko von 13,4 % bei 100 ausgewerteten Fällen [7]. Holder findet in seiner Arbeit aus dem Jahr 2007 ein erhöhtes Risiko bei Lokalisation des Primärtumors in Querkolon oder Rektosigmoidalbereich [30]. Gruppo et al. wiederum fanden 2011 in fortgeschrittenem Alter einen Prognosefaktor für das Auftreten von Lokalrezidiven [20].

Quelle	Jahr	Lokal-Rezidive %	Unabhängige Prognosefaktoren
Eigene Daten	2011	4,8	pN – Kategorie, Differenzierung, Notoperation
Yun et al. [85]	2008	6,1	pT – und pN – Kategorie, Lymphgefäßinvasion
Sjövall et al. [63]	2007	11,5	Tumorlokalisation, Tumorperforation, Differenzierung, Notoperation
Bowne et al. [8]	2005	13,4	
Pelissier et al. [54]	1991		Tumorstadium, Alter, Tumorzelldifferenzierung
Hermanek et al. [23]	1994	10,5	
Mentges et al. [41]	1985	16,4	Alter, Tumorlokalisation, pT – und pN – Kategorie
Phillips et al. [56]	1984	14,0	Stadium, Alter, Tumorperforation, Tumorobstruktion, pT- und pN-Kategorie
Olson et al. [52]	1980	9,6	Tumorstadium, Tumorlokalisation, pT – Kategorie
Cass et al. [9]	1976	22,5	Differenzierung, pT – Kategorie

Tabelle 14: Literaturvergleich Lokalrezidive beim Kolonkarzinom

5.2. Risikofaktoren für Fernmetastasen

Die Rate an Fernmetastasen betrug im eigenen Patientengut 19,2 %. In der vorliegenden Auswertung waren in der univariaten Analyse pT – Kategorie, pN – Kategorie, Tumorstadium, Differenzierung, extramurale Veneninvasion, Lymphgefäßinvasion, adjuvante Chemotherapie und Noteingriffe signifikante Faktoren für ein erhöhtes Risiko für Fernmetastasen. Unabhängige Risikofaktoren in der multivariaten Analyse waren pN - Kategorie, Differenzierung und Erstmanifestation als Notfall.

Die Präsentation des Tumors als Notfall mit nachfolgender Notoperation wurde in einer Studie von Merkel et al. im Jahr 2007 untersucht, wobei auch hier die Situation der Notoperation einen signifikanten Prognosefaktor für das vermehrte Auftreten von Fernmetastasen darstellte [46].
Eine Studie von Zhao et al. 2006 berichtet von 23,2 % Fernmetastasen bei 310 Patienten nach kurativ reseziertem Kolonkarzinom [86]. Als Prognosefaktoren wurden hier in der univariaten Analyse das Tumorstadium, der histologische Typ, die Gewebedifferenzierung, die regionäre Lymphknotenmetastasierung, Gefäßinvasion, TNM – Kategorie, adjuvante Chemotherapie und portale Chemotherapie gefunden. Unabhängige Faktoren in der multivariaten Analyse waren Tumorstadium, Befall regionärer Lymphknoten, postoperative Chemotherapie und portale Chemotherapie.
Mentges et al. hatten in ihrer Auswertung aus dem Jahr 1985 von 675 Patienten an der Uniklinik Mainz die kurativ am Kolonkarzinom operiert waren, 21 % Fernmetastasen [45]. Prognosefaktoren waren das Alter, Tumorstadium und Lymphknotenmetastasierung.
Ren et al. fanden in ihrer Auswertung aus dem Jahr 2006 als unabhängige Prognosefaktoren für Lebermetastasen nach radikaler Resektion ein hohes Serum – CEA, Differenzierung und Lymphknotenbefall. Mobilität des Tumors, Differenzierung und Lymphknotenbefall waren wichtige Prognosefaktoren sowohl für Lokalrezidive, als auch Fernmetastasen [61].
Kraemer et al. fanden 2001 in der multivariaten Analyse von 1.731 Patienten mit kolorektalem Karzinom als negative Prognosefaktoren für Tumorrezidive (Lokalrezidive und Fernmetastasen) nur das Tumorstadium und die pT -

Kategorie. Keinen Einfluss hatten in dieser Arbeit Alter, Geschlecht und der Chirurg [39].

5.3. Risikofaktoren für das karzinombezogene Überleben

Die karzinombezogene 5 – Jahres – Überlebensrate betrug im eigenen Patientengut 84,4 %. Risikofaktoren für ein kürzeres Überleben waren in der univariaten Analyse fortgeschrittene pT – und pN – Kategorie, fortgeschrittenes Tumorstadium, schlechte Differenzierung, extramurale Veneninvasion und Tumoroperation als Notfalleingriff.
In der multivariaten Analyse fanden sich eine fortgeschrittene pT – und pN – Kategorie, sowie ein Auftreten als Notfall als unabhängige Faktoren für ein kürzeres Überleben.

Während sich das karzinombezogene Überleben im Laufe der Jahre deutlich verbesserte, änderten sich die Prognosefaktoren kaum.
Öhmann fand 1984 in einer Auswertung von Daten, die über einen Zeitraum von 30 Jahren gesammelt wurden, eine Zunahme der 5 – Jahres – Überlebensrate von 34 % auf 58 %. Er identifizierte das Tumorstadium als Prognosefaktor [55]. Das Tumorstadium war auch in einer Studie von Steele et al. ein bedeutender Prognosefaktor. Nach Stadien unterteilt betrug die Überlebensrate zwischen 46 % in Stadium III bis 70 % in Stadium I. Eine Gesamtauswertung der Stadien I – IV zeigte eine 5 – Jahres – Überlebensrate von 55% [74].
Die SGKRK – Studie von Hermanek et al.1994 zeigte eine bei der Auswertung von 1157 Patienten mit solitärem invasiven Kolonkarzinom eine 5 – Jahres – Überlebensrate von 45,7 %. In der multivariaten Analyse waren die R-Klassifikation, Tumorstadium, behandelnde Klinik und Notoperation unabhängige Risikofaktoren [24].
In jüngeren Studien wie beispielsweise von Zhao et al. 2006 wurde eine 5-Jahres-Überlebensrate von 64,6 % ermittelt. Als Prognosefaktoren wurden in der univariaten Analyse Tumorstadium, der histologische Typ, die Gewebedifferenzierung, regionäre Lymphknotenmetastasierung, Gefäßinvasion, TNM – Kategorie, postoperative Chemotherapie und portale

Chemotherapie gefunden [86]. Unabhängige Faktoren in der multivariaten Analyse waren Tumorstadium, Befall regionärer Lymphknoten, postoperative Chemotherapie und portale Chemotherapie. Merkel et al. zeigten in der Auswertung der Daten von 1496 Patienten, dass das Auftreten des Tumors als Notfall mit nachfolgender Notoperation das karzinombezogene Überleben signifikant beeinflusst [46].

Sjo et al. fanden 2008 bei einer 5 – Jahres – Überlebensrate von 74 % (Frauen) bzw. 79 % (Männer) als unabhängige Prognosefaktoren die Tumorlokalisation (Colon transversum, linke Flexur und Colon descendens), Notfalleingriff, fortgeschrittene pT – und pN – Kategorie und eine erhöhte Anzahl an Bluttransfusionen (2 und mehr) [68]. Während hier die Frauen eine schlechtere Überlebensrate hatte, zeigte Michaeli in einer anderen Arbeit aus dem Jahr 2009, dass das weibliche Geschlecht signifikant als positiver Prognosefaktor zu werten war [49].

Angelopoulos et al. fanden 2004 als signifikante Riskofaktoren bei einer 5 – Jahres – Überlebensrate von insgesamt 69,5% das Tumorstadium und das Alter des Patienten. Nicht signifikante Prognosefaktoren waren die Tumordifferenzierung und Tumorlokalisation [3].

In einer großen Studie aus dem Jahr 2007 von Jiun et al. wurde die 5 – Jahres - Überlebensrate bei Patienten mit Kolonkarzinom getrennt nach Zeiträumen untersucht. Sie betrug in den Gruppe von 1980 – 1989 51 %, der Gruppe von 1990 bis 2000 53%. In der gleichen Studie wurde auch die 5 – Jahres – Rate bei Rektumkarzinomen untersucht, die 51 % und 60 % betrug. In dieser Zeit wurde bezüglich der operativen Therapie des Rektumkarzinoms bereits die Technik der TME umgesetzt, während das Kolonkarzinom weiterhin ohne Präparation und Intaktheit des Mesokolons operiert wurde [36].

Bokey et al. fanden 2003 als signifikante Faktoren, die das Überleben negativ beeinflussten, Alter und Geschlecht der Patienten, Tumorstadium, Differenzierung, Serosaeinbruch und Metastasierung in die regionalen Lymphknoten. Hier lag die 5 – Jahre – Überlebensrate vor Einführung der CME 1980 bei 48,1 % und steigerte sich von 1981-1995 auf 63,7 %. Die Prognosefaktoren blieben in beiden Zeiträumen die gleichen [6].

Quelle	Jahr	5-Jahres – Überlebensrate (%)	Unabhängige Risikofaktoren
Erlangen 1978 - 2004	2011	85,2	pN - und pT - Kategorie, Notoperation
Sjo et al. [68]	2008	74 (weiblich) 79 (männlich)	Tumorstadium, pT - und pN - Kategorie, Fernmetastasen, Notoperation, erhöhte Zahl an Bluttransfusionen
Jiun et al. [36]	2007	51 (1980-1989) 53 (1990-2000)	
Zhao et al. [86]	2006	64.6	Tumorstadium, pN - Kategorie, adjuvante und portale Chemotherapie
Angelopoulos et al. [3]	2004	69,5	Tumorstadium, Alter
Bokey et al. [6]	2003	48,1 (vor 1980) 63,7 (nach 1980)	Alter, Geschlecht, Stadium, Differenzierung, pT – und pN - Kategorie, Lokalisation
Hermanek et al. [24]	1994	45,7	R-Klassifikation, Tumorstadium, Notoperation, behandelnde Klinik
Steele et al. [74]	1990	55	Tumorstadium
Öhmann et al. [55]	1982	34 (1980-1989) 58 (1990-2000)	Tumorstadium

Tabelle 15: Literaturvergleich 5 – Jahres – Überlebensrate beim Kolonkarzinom

5.4. Operationsmethoden

5.4.1. Prinzipien der operativen Therapie

Die Heilung des Kolonkarzinoms ist ausschließlich durch chirurgisches Vorgehen im Sinne einer vollständigen Tumorresektion nach onkologischen Kriterien möglich. In 95% der diagnostizierten Kolonkarzinome ist eine Resektion möglich [27]. Ziel der kurativen Resektion ist es, den tumortragenden Darmabschnitt mit den dazugehörigen regionären Lymphabflussbahnen zu entfernen. In 40 – 50 % der Fälle weisen kurativ resektable Karzinome bereits Lymphknotenmetastasen auf [25]. Eine sichere Voraussage, ob ein Tumor bereits lymphogen metastasiert hat, ist bislang weder klinisch noch diagnostisch möglich. So weisen unauffällige Lymphknoten mit einer Größe bis 5 mm in fast 20 % Metastasen auf. Umgekehrt sind 50% der als metastasiert eingeschätzten Lymphknoten in der histopathologischen Untersuchung nicht befallen [25]. Je nach Ausdehnung und Lokalisation des Karzinoms kommen verschiedene Operationsmethoden zum Einsatz, die im Folgenden genauer dargestellt werden.
Die operativen Prinzipien der Lymphknotendissektion sind jedoch unabhängig von der Lokalisation: Aufhebung der embryonalen Faltungen und Adhäsionen, zentrale Ligatur der versorgenden Gefäße stammnah sowie die Erhaltung autonomer Nerven [25].

5.4.2. Gefäßversorgung des Kolons

Am Zoekum einschließlich des distalen Ileums beginnend erfolgt die Versorgung des unteren rechten Hemikolons durch die A. ileocolica, weiter aboral übernimmt die A. colica dextra die Versorgung, die jedoch nur in 10% bis 15% der Fälle vorhanden ist [27, 79]. Liegt dieses Gefäß nicht vor, ist für diesen Abschnitt ein rechter Ast der A. colica media ausgebildet. Den Bereich des Colon transversum und der rechten Flexur versorgt die A. colica media. Alle der genannten Gefäße haben ihren Ursprung in der A. mesenterica sup. und bilden untereinander arkadenförmige Anastomosen. Die linke Flexur und das Colon descendens werden durch die A. colica sinistra aus der A.

mesenterica inferior versorgt, die im Bereich der Flexur eine langstreckige Anastomose mit der A. colica media ausbildet (Riolansche Anastomose). Sigma und Rektum werden ebenfalls von Ästen der A. mesenterica inferior versorgt (Aa. Sigmoideae und A. rectalis superior), wobei der untere Teil des Rektums Zufluss aus Gefäßen der A. iliaca interna bekommt.

5.4.3. Lymphabflussgebiete der Kolonkarzinome

Zur Festlegung des Resektionsgebietes ist es erforderlich, die Regeln der Lymphknotenmetastasierung beim Kolonkarzinom zu kennen und zu berücksichtigen. Bereits 1979 beschrieb der Pathologie Jinnai dass es bei der lymphogenen Metastasierung kolorektaler Karzinome zunächst zu einer longitudinalen Ausbreitung entlang der Darmwand in die epi - und parakolischen Lymphknoten kommt [35]. Anschließend zieht der Metastasierungsweg weiter in die intermediären Lymphknoten entlang der versorgenden Arterien bis zu den Hauptlymphknoten am Gefäßstamm der A. mesenterica superior oder inferior (Abbildung 7) [15, 22, 25]. Selten kann es bei ausgeprägter lymphogener Metastasierung auch zur Ausbreitung über extraanatomische Wege kommen. Dann verläuft die Metastasierung nach prä- und paraaortal, seltener interaortocaval, oder über die pankreatikoduodenalen Lymphknoten in das Lig. hepatoduodenale [25]. Diese Lymphknotenstationen werden jedoch nicht routinemäßig in die systematische Lymphknotendissektion mit einbezogen. Die radikale Lymphdissektion ist bis auf sehr wenige Kritiker uneingeschränkt anerkannt und erhöht weder die Morbidität noch die Mortalität [27].

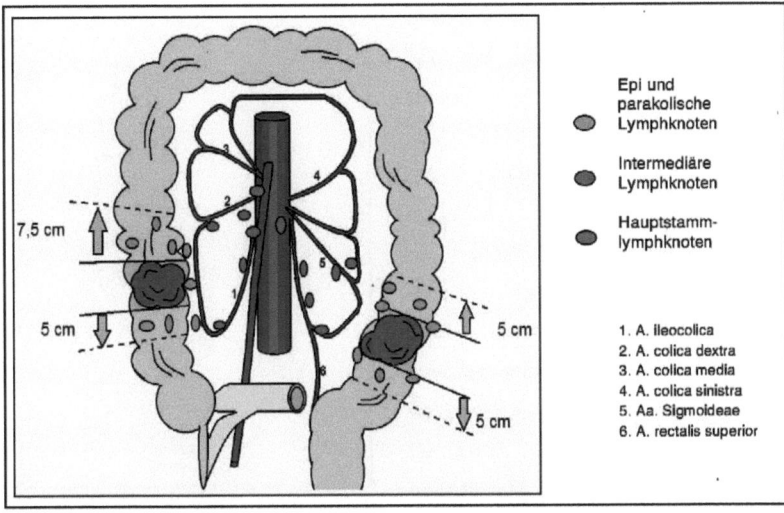

Abbildung 7: Gefäßversorgung und Metastasierungswege (longitudinal und zentral) bei regionären Lymphknotenmetastasen des Kolons

5.4.4. Komplette mesocolische Exzision (CME) und zentrale Ligatur

Analog der von Heald entwickelten Operationstechnik der TME (total mesorectal excision) beim Rektumkarzinom wurde an unserer Klinik die Technik der CME (complete mesocolic excision) etabliert [21, 28].

Das Prinzip ist die Trennung des viszeralen vom parietalen Peritoneum zur Mobilisierung des Tumors und Erreichen einer optimalen Lymphknotenausbeute. Die Orientierung erfolgt an den mesenterialen Schichten, die Kolon und Lymphabflussbahnen mit einer dünnen Hülle bedecken.

Bereits in der frühen Embryonalzeit wird das Darmrohr von einer Fascia visceralis und die spätere Bauchhöhle von einer Fascia parietalis überdeckt. [25]. Nach Entwicklung der gastrointestinalen Strukturen entspricht die Fascia visceralis der Serosa, die als Mesenterium von rechts das rechtsseitige Kolon und weiter kranial den Processus uncinatus, den Pankreaskopf und das Duodenum überzieht, während sie sich von links um das Restpankreas unter Einbeziehung der Milz fortsetzt (Abbildung 8). Das darunter liegende Peritoneum in dem die Ureteren, Ovarial – bzw. spermatica – Gefäße und die autonomen Nerven liegen wird durch das parietale Blatt bedeckt. Diese Schichten werden bei der Mobilisation von Kolon, Mesenterialwurzel, Duodenum und Pankreaskopf voneinander getrennt.

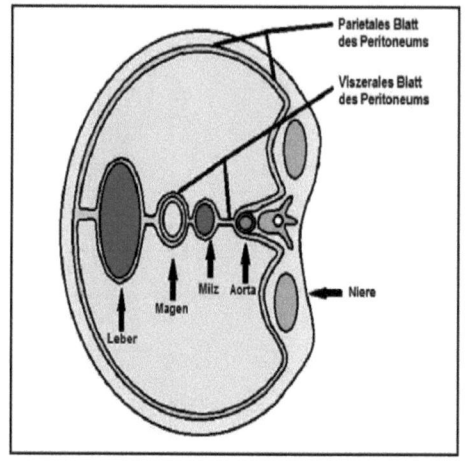

Abb. 8: Embryonalentwicklung des parietalen und viszeralen Peritoneums

Die schichtweise Präparation ermöglicht die optimale Entfernung des tumortragenden Kolonabschnittes und seiner ableitenden Lymphbahnen. Bei fachgerechter Durchführung mit Intaktheit des Mesokolons und zentralem Absetzen der tumorversorgenden arteriellen Gefäße kann einerseits die Lymphknotenausbeute maximiert werden, aber auch die lokale intraoperative Tumorzelldissemination vermieden werden. Weiterhin ist nur durch eine ausreichende Ausbeute an Lymphknoten mit anschließender histopathologischer Untersuchung ein adäquates Staging möglich. Durch die Technik der zentralen Unterbindung der versorgenden Arterien unmittelbar an deren Abgang aus der A. mesenterica sup. wird der maximale Sicherheitabstand der Grenzlymphknoten zum Primärtumor erreicht (high tie). Möglicherweise hat das Ausmaß der zentralen Lymphknotendissektion durch stammnahe Ligatur der versorgenden Arterien bei Karzinomen des rechtsseitigen Kolons bis einschließlich der linken Flexur den stärksten Einfluss auf die Prognose [80, 81, 82]. Bezüglich der Morbidität hat die

Technik der CME durch die schichtgerechte Präparation ein wesentlich geringeres Risiko, autonome Nerven zu verletzen und erhöht somit auch die Lebensqualität der Patienten [28, 52].

5.4.5. Onkologische Resektion

Das Resektionsausmaß richtet sich wie bereits beschrieben nach den potentiell befallenen Lymphknoten sowohl in longitudinaler, als auch zentraler Richtung, sowie möglichen extraanatomischen Abflussgebieten. Die longitudinale Ausbreitung im Bereich des rechten Hemikolons beträgt nach oral 5 cm, nach aboral 7,5 cm zum Tumor, im linken Hemikolon 5 cm in beide Richtungen [34, 35]. Daher muss zu einer sicheren Miterfassung aller epi- und parakolischen Lymphknotenmetastasen ein Sicherheitsabstand von 10 cm vom Tumor in beide Richtungen eingehalten werden. Eine Ausnahme bildet das distale Sigma. Hier wird analog zu Karzinomen des oberen Rektumdrittels ein Sicherheitsabstand von 5 cm nach aboral als ausreichend betrachtet, da ein Lymphknotenbefall im Bereich des Mesorektums in geringerem Abstand zum Tumor nachgewiesen wird. Nach zentralwärts liegen die potentiell befallenen Lymphknoten entlang der versorgenden arteriellen Gefäße, die im Bereich des rechten Hemikolons der Arteria mesenterica superior, im Bereich des linken Hemikolons der A. mesenterica inferior entspringen [24].

In 40 – 50% der resektablen Kolonkarzinome finden sich bereits Lymphknotenmetastasen. Mehr als der Hälfte der Metastasen waren in Untersuchungen < 5 mm und demnach weder in den Staginguntersuchungen noch intraoperativ offensichtlich auffällig [51]. Eine sichere Aussage ob der Tumor bereits lymphogen gestreut hat kann somit weder prä- noch intraoperativ getroffen werden. Dies macht die radikale Lymphknotendissektion unumgänglich. Durch die beschriebene Technik der CME wird die Anzahl der dissezierten Lymphknoten deutlich optimiert und die Heilungschancen verbessert [82]. Das Ausmaß der Lymphdissektion beeinflusst die karzinombezogene 5 – Jahresrate, nicht nur bei nodal - positiven Befunden, auch bei nodal – negativen Karzinomen profitiert der Patient [25].

Tumorlokalisation	OP-Methode	Potentiell befallene Lymphknoten im Verlauf der Arterien	Resektionsausmaß lokal
Coecum und Colon ascendens	Hemikolektomie rechts	A. ileocolica und A. colica dextra bzw. rechter Ast der A. colica media	10 cm oral der Bauhinnschen Klappe bis rechtsseitiges Colon transversum
Rechte Flexur	Erweiterte Hemikolektomie rechts	A. ileocolica, A. colica dextra, A. colica media	10 cm oral der Bauhinnschen Klappe bis linksseitiges Colon transversum, rechtes Omentum majus
Colon transversum	Subtotale Kolektomie	A. colica media, A. colica sinistra, A. gastroepiploica dextra	Colon ascendens bis Colon descendens Übergang Sigma
Linke Flexur	Erweiterte Hemikolektomie links	A. colica media, A. colica sinistra Metast. Über Omentum majus in Milzhilus, infrapankreatisch, Gefäßarkaden A. gastro-epiploica dextra	Proximales Colon ascendens bis oberes Rektum (bei Absetzen A. mesenterica inf.), Erhalt des Sigmas bei Absetzen A.c.sinistra am Abgang aus A. mesenterica inf.), linkes Omentum
Colon descendens	Hemikolektomie links	A. colica sinistra, Aa. sigmoideae	Linke Flexur bis Rektum oberes Drittel
Colon sigmoideum	Sigma-Rektum-Resektion	AA. sigmoideae, A. rectalis superior	Colon descendens bis Rektum oberes Drittel

Tabelle 16: Tumorlage, Lymphknotenstationen und Resektionsausmaß

5.4.5.1. Karzinome im Bereich des Coecums und des Colon ascendens

Liegt der Tumor in diesem Bereich, erfolgt die Resektion als Hemikolektomie rechts (Abbildung 9). Bei dieser werden die letzten 10 Zentimeter des terminalen Ileums, das Colon ascendens, sowie die rechte Flexur entfernt. Es werden die A. ileocolica und die A. colica dextra bzw. ein rechter Ast der A. colica media zentral am Abgang aus der A. mesenterica superior unterbunden und somit die in ihrem Stromgebiet verlaufenden mesenterialen Lymphknoten entfernt.

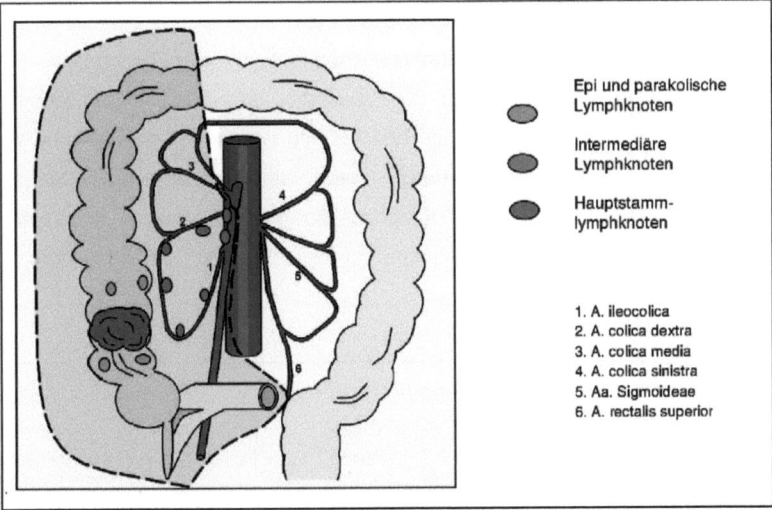

Abb. 9: Hemikolektomie rechts

5.4.5.2. Karzinome der rechten Flexur

Bei Karzinomen im Bereich der rechten Flexur kann der Tumor entlang der A. ileocolica und, je nach anatomischer Variation, der A. colica dextra oder über die A. colica media metastasieren. Diese Gefäße müssen zentral ligiert werden und der Darm im terminalen Ileum 10 cm vor der Bauhinnschen Klappe bis zum linksseitigen Colon transversum als erweiterte Hemikolektomie rechts abgesetzt werden (Abbildung 10). Eine Besonderheit stellt hier eine mögliche Metastasierung über das Omentum majus entlang der A. gastroepiploica dextra Richtung Magenantrum und –pylorus sowie Pankreaskopf dar. In Untersuchungen konnte in bis zu 4 % eine Metastasierung in die infrapylorischen Lymphknoten nachgewiesen werden [25, 77]. Daher werden bei der Präparation die rechtsseitigen Netzanteile am Colon transversum belassen und en bloc mit dem Tumor entfernt. Weiterhin erfolgt die Durchtrennung der Gefäßarkade am Magenantrum großkurvaturseitig und infrapylorisch sowie die Dissektion der Lymphknoten am Pankreaskopf durch stammnahe Durchtrennung der A. gastroepiploica – Gefäße.

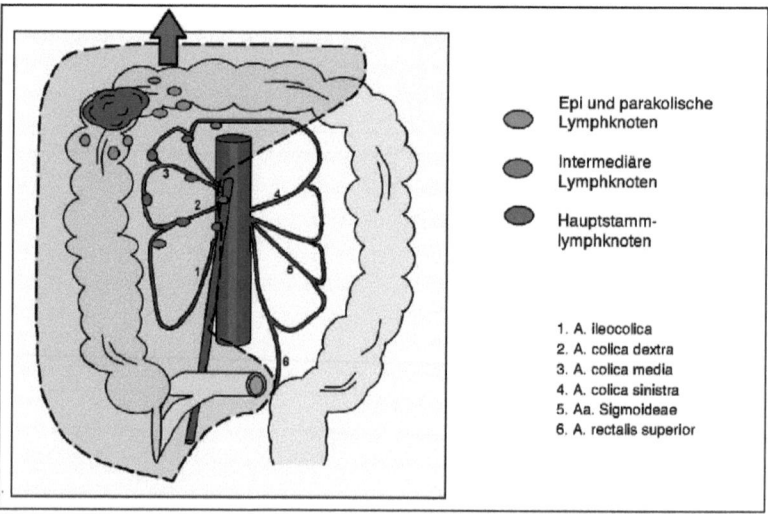

Abbildung 10: Erweiterte Hemikolektomie rechts, Metastasierung zu den infrapylorischen Lymphknoten (Pfeil)

5.4.5.3. Karzinome des Colon transversum

Die Besonderheit des Transversumkarzinoms liegt im erweiterten Lymphabfluss. Hier metastasiert der Tumor nicht nur im über die A. colica media und die A. colica sinistra nach zentral, sondern kann auch über das große Netz streuen und somit bis zur Arkade der Arteria gastroepiploica dextra metastasieren und Metastasen im Bereich des Pankreaskopfes, der vaskulären Arkade der großen Kurvatur des Magens, sowie am Unterrand des Pankreas ausbilden [15]. Somit beinhaltet eine onkologische Resektion dort lokalisierter Tumoren eine zentrale Durchtrennung der A. colica media am Abgang aus der A. mesenterica superior, sowie der A. colica sinistra am Abgang aus der A. mesenterica inferior. Der Darm wird vom Bereich des proximalen Colon ascendens bis zum Übergang des Colon descendens zum Colon sigmoideum reseziert (Abbildung 11). Auch hier ist eine Metastasierung über das Omentum majus möglich (Pfeil), weshalb dieses in unserer Klinik mit mindestens 10 cm Abstand zu beiden Seiten des Tumors unter Belassung am Colon transversum mitreseziert wird. Weiterhin wird die Gefäßarkade im Bereich der großen Kurvatur des Magens und die hier liegenden Lymphknoten mitentfernt.

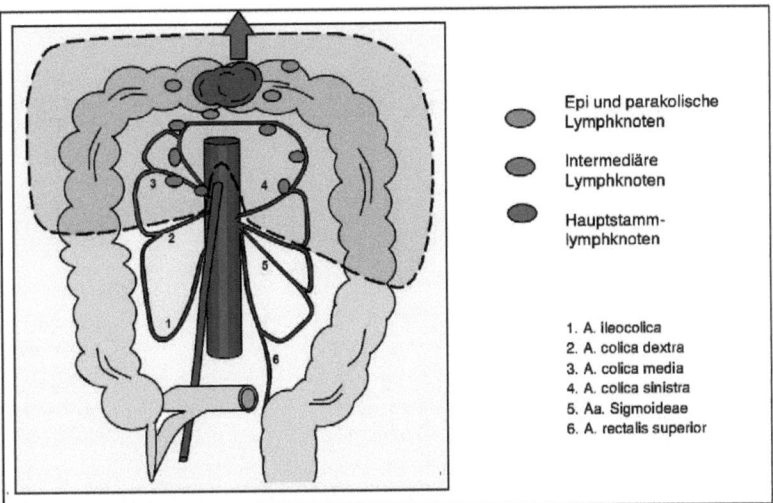

Abb. 11: Kolon – Transversum Resektion: Metastasierung über das Omentum majus zur großen Kurvatur des Magens (Pfeil)

5.4.5.4. Karzinome der linken Flexur

Findet sich der Tumor im Bereich der linken Flexur, so erfolgt die Metastasierung entlang der A. colica media sowie über die A. colica sinistra. Demzufolge wird die A. colica media zentral am Abgang aus der A. mesenterica superior, sowie die A. mesenterica inferior am Abgang aus der Aorta durchtrennt. Die Darmresektion erfolgt beginnend am proximalen Colon ascendens bis zum oberen Rektumdrittel als subtotale Kolektomie mit Kontinuitätswiederherstellung über eine Ascendorektostomie (Abbildung 12). Auch hier kann eine Metastasierung über das Omentum majus erfolgen. Daher werden die linksseitigen Anteile en bloc mitreseziert. Erfahrungsgemäß sind Karzinome der linken Flexur die operativ am anspruchsvollsten, da sie oft lokal fortgeschritten sind und angrenzende Organe infiltrieren und bereits früh in die Lymphknoten außerhalb des Mesokolons metastasieren (infrapankreatisch, paraaortal links). Bei makroskopischem Befall müssen diese Stationen mitdisseziert und infiltrierte Organe enbloc reseziert werden. Per definitionem handelt es sich hierbei nicht mehr um regionäre Lymphknotenmetastasen, sondern um Fernmetastasen [25].

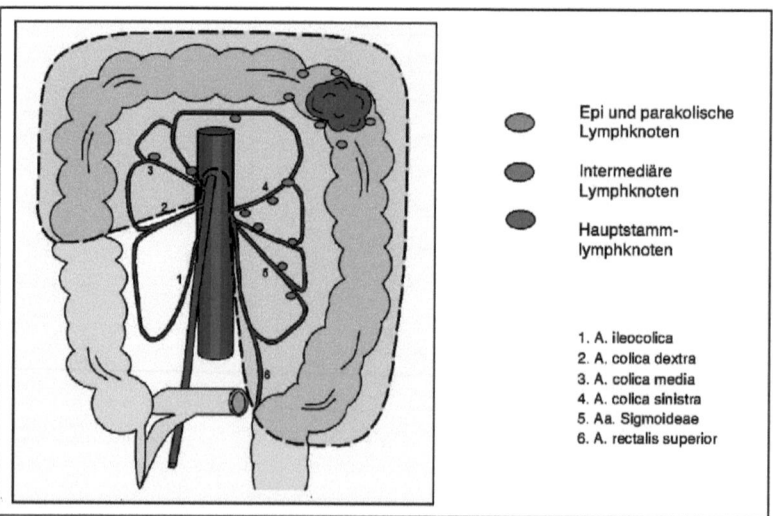

Abbildung 12: Subtotale Kolektomie

5.4.5.5. Karzinome des Colon descendens:

Liegt der Tumor im Bereich des Colon descendens, wird eine Hemikolektomie links durchgeführt. Da die Metastasierung hier über die A. colica sinistra und die Aa. sigmoideae nach zentral zur A. mesenterica inferior ziehen, wird diese am Abgang aus der Aorta ligiert. Das Kolon wird ab der linken Flexur bis zum oberen Drittel des Rektums reseziert (Abbildung 13). Die Kontinuität wird als Transversorektostomie wiederhergestellt.

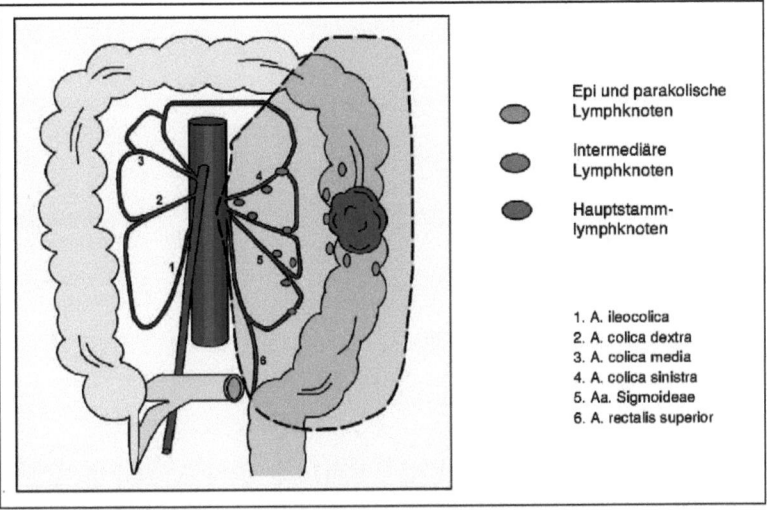

Abbildung 13: Hemikolektomie links

5.4.5.6. Karzinome des Colon sigmoideum

Sigmakarzinome metastasieren über die Aa. sigmoideae nach zentral zur A. mesenterica inferior. Im distalen Anteil erfolgt die Versorgung auch über die A. rectalis superior, die der A. iliaca interna entspringt. Nach der stammnahen Ligatur der A. mesenterica inferior erfolgt die Resektion vom Bereich des Colon descendens bis zum oberen Drittel des Rektums. Karzinome im Bereich des rektosigmoidalen Überganges werden nach aboral wie Rektumkarzinome behandelt und hier mit einem Sicherheitsabstand von 5 cm reseziert (Abbildung 14). Die Wiederherstellung der Kontinuität erfolgt als Descendorektostomie.

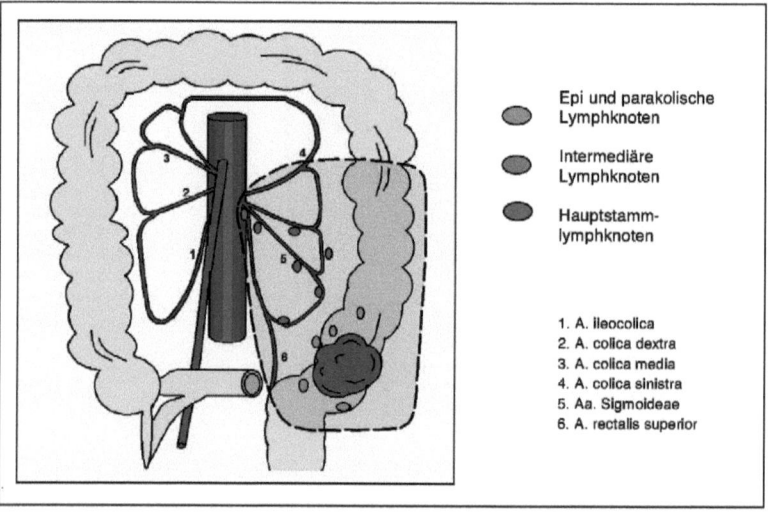

Abbildung 14: Sigmarektum - Resektion

5.4.6. Sonderformen

5.4.6.1. Synchrone multiple Karzinome

Bei 5,1 % der Patienten finden sich ein Zweitkarzinom oder sogar multiple Karzinome im Bereich des Kolons [27]. In diesen Fällen muss der Eingriff auf die Lymphabflussgebiete der befallenen Regionen erweitert werden. Zu beachten bleibt, dass bei stenosierenden Tumoren, die eine komplette Koloskopie im initialen Staging unmöglich machen, diese im Intervall nach Resektion komplettiert wird.

5.4.6.2. Erstmanifestation des Kolonkarzinoms als akutes Abdomen

10 - 25 % der Kolonkarzinome präsentieren sich als akutes Abdomen. Hier steht der Notfallcharakter durch Peritonitis und Sepsis im Rahmen einer Tumorperforation oder eine Verlegung des Darmlumens und der daraus resultierende Ileus im Vordergrund und zieht den sofortigen operativen Eingriff nach sich [16, 26, 46]. In der Regel liegen hier bereits fortgeschrittene Tumorstadien vor. Auch in diesen Fällen wird eine Tumorresektion nach onkologischen Kriterien angestrebt. Dies gelingt in etwa 75,5 % der Fälle als einzeitiger Eingriff und in weiteren 17,1 % als zweizeitiger Eingriff [27]. Nur in seltenen Fällen kamen Palliativmaßnahmen, wie die Anlage eines Entlastungsstomas oder eines Bypasses ohne Resektion des Primärtumors zum Einsatz.

5.4.6.3. Multiviszerale Tumorresektionen bei Organinfiltration

Bei organübergreifendem Tumorwachstum werden am häufigsten Dünndarm (31,6 %), Harnblase (27%) und Bauchwand (15,5 %) infiltriert [11]. Betrachtet man frühere Untersuchungen am eigenen Patientengut, lag in etwa 12% der Fälle eine makroskopische Organinfiltration vor. Nur in 51,4 % der Fälle konnte dies auch histologisch bestätigt werden. Ansonsten lag eine entzündliche Infiltration und Konglomeratbildung vor [27].

Ist der Tumor weit fortgeschritten und hat möglicherweise angrenzende Organe infiltriert, werden diese, sofern chirurgisch möglich, teilweise oder vollständig enbloc mitreseziert. Mit einer derartigen Erweiterung des Eingriffes gelang im eigenen Patientengut in 93,1 % der Fälle eine R0 Resektion [11].

5.5. Der Chirurg als Prognosefaktor

Die Qualifikation und Erfahrung des Chirurgen und dessen möglicher Einfluss auf Mortalität, Morbidität und Überleben wurden wiederholt untersucht.
So stellten Biondo et al. in der Auswertung der Daten über 1000 Patienten, die sich einer kolorektalen Notoperation unterziehen mussten einen signifikanten Unterschied bezüglich der Rate an Anastomoseninsuffizienzen, postoperativer Morbidität und Mortalität zwischen Allgemeinchirurg und spezialisiertem kolorektalen Chirurgen fest. Während das Auftreten einer Anastomoseninsuffizienz bei den von Allgemeinchirurgen operierten Patienten 12,1 % betrug, fanden sich beim spezialisierten Chirurgen nur in 6,2% Anastomoseninsuffizienzen [5, 16]. Die postoperative Morbidität lag bei 52,2 %, wenn der spezialisierte Chirurg den Eingriff vorgenommen hatte, jedoch bei 60,3 % beim Allgemeinchirurgen. Auch bezüglich der postoperativen Mortalität lagen die vom kolorektal Chirurgen operierten Fälle mit 17,9 % deutlich unter denen des Allgemeinchirurgen mit 28,3% [5, 16].
Phillips et al. fanden in einer Auswertung von 1725 Patienten deutliche interindividuelle Unterschiede zwischen den einzelnen Chirurgen. So schwankte die Lokalrezidivrate bei 20 erfahrenen Chirurgen mit mehr als 30 kolorektalen Eingriffen zwischen knapp 5 % bis über 20 %. [60]. Betrachtet man die Tatsache, dass Ausmaß und Qualität der Lymphknotendissektion erheblichen Einfluss auf die Prognose der Patienten haben, so ist diese wiederum eng mit der Erfahrung und Spezialisierung des Chirurgen verknüpft [53]. Dies gilt nicht nur für Patienten mit regionären Lymphknotenmetastasen, auch lymphknotennegative Patienten haben ein signifikant besseres krebsspezifisches Überleben bei einer Entnahme von mehr als 28 Lymphknoten [28, 47].
Die Arbeit von Merkel et al. zeigt, dass die Anzahl der entnommenen und untersuchten Lymphknoten ein Qualitätsindikator ist [47]. Auch in einer Studie

von Chang et al. wird der Einfluss der Zahl dissezierter Lymphknoten auf die Prognose beschrieben, wobei in einer systematischen Übersichtsarbeit sowohl für Kolonkarzinome in Stadium II, als auch Stadium III eine Prognoseverbesserung in Zusammenhang mit der Anzahl untersuchter regionärer Lymphknoten nachgewiesen werden konnte [10]. Auch LeVoyer et al. konnte die Anzahl untersuchter Lymphknoten als unabhängigen Prognosefaktor bei lymphknotenpositiven, wie auch negativen Tumoren für krebsspezifisches, wie auch Gesamtüberleben identifizieren [43]. West et al. untersuchten die angewendete Operationsmethode und fanden in der univariaten Analyse einen deutlichen Überlebensvorteil von 15 % bei Patienten mit Präparation und Intaktheit des Mesokolons, gegenüber Patienten, bei denen die Resektion die Schicht der Muscularis propria betraf. Dies ließ sich jedoch in der multivariaten Analyse nicht mehr nachweisen [80]. Hermanek et al. untersuchten in ihrer Arbeit gezielt den Einfluss des Chirurgen auf die Prognose. Eingeschlossen wurden 827 Patienten mit Kolonkarzinom aus 7 verschiedenen Kliniken. Die behandelnden Chirurgen wurden je nach Erfahrung in drei verschiedene Gruppen eingeteilt. Die Unterteilung erfolgte nach Anzahl der Eingriffe im Untersuchungszeitraum. 15 und mehr Eingriffe galten als hohe Anzahl und wurden folglich durch einen erfahrenen Chirurgen durchgeführt. 10 – 14 Eingriffe galten als mittlere Anzahl, weniger als 10 als niedrige. Fasste man die Gruppe der Chirurgen mit hoher und mittlerer Anzahl an Eingriffen zusammen, erwies sich der Chirurg als signifikanter Prognosefaktor bezüglich der karzinombezogenen 5 – Jahres – Überlebensrate (77,7 % versus 75,6 %). Die einzelnen Kliniken stellten keinen signifikanten Prognosefaktor dar [23]. Auch eine Anastomoseninsuffizienz nach dem Eingriff stellt laut der Arbeit von Petersen et al. einen signifikanten Faktor für das Auftreten von Lokalrezidiven kolorektaler Karzinome dar. Während ohne Insuffizienz eine Lokalrezidivrate von 8,6 % vorlag, verdoppelte (17,2%) sich diese bei einer Anastomoseninsuffizienz [59]. Dieses ist nun wiederum beim spezialisierten Viszeralchirurgen deutlich niedriger, als bei Operateuren ohne diese Spezialisierung [5]. Auch das Ausmaß der Dissektion beeinflusst Überleben, sowie Lokalrezidiv- und Fernmetastasierungsrisiko, wie in einer Studie von Hojo et al. dargestellt wurde [29]. In einer großen Studie von Smith, die 4562 Patienten mit Operation eines kolorektalen Karzinoms untersuchte, war sowohl die Rate an Anastomosenlecks und die postoperative Mortalität geringer und das lokalrezidivfreie Zeitintervall nach kurativer Resektion größer, wenn ein spezialisierter Kolorektalchirurg den Eingriff vornahm [70]. Bokey et al. werteten Daten von kurativ operierten Patienten mit Kolonkarzinom über einen Zeitraum von 24 Jahren aus. Hier findet sich nach Einführung der CME als OP-Technik eine deutliche Verbesserung der Prognose. So lag die 5 – Jahres – Überlebensrate vor 1980 bei 48,1 % und stieg auf 63,7 % nach 1980 [6].

Auch in einer Schweizer Studie wurde die Erfahrung des Chirurgen in die Berechnungen einbezogen. Da es dort keine Spezialisierung zum Kolorektal - Chirurgen gibt, wurde die jährliche Fallzahl des einzelnen Chirurgen als Kriterium verwendet. Hier zeigt sich in der multivariaten Analyse dass sowohl der erfahrene Chirurg als auch die Klinik mit hohen Fallzahlen unabhängige Prognosefaktoren für Lokalrezidive und Überleben darstellten [62].

5.6. Adjuvante Chemotherapie

Eine adjuvante Chemotherapie ist für Patienten mit kurativ reseziertem Kolonkarzinom im UICC-Stadium III indiziert. Voraussetzung ist eine vollständige Tumorentfernung (R0) und die histopathologische Bestimmung des Lymphknotenstatus. Für eine aussagekräftige Stadieneinteilung sollten mindestens 12 Lymphknoten untersucht werden. Im Stadium II ist eine adjuvante Chemotherapie generell nicht indiziert, kann jedoch im Einzelfall bei Vorliegen einer besonderen Risikosituation erwogen werden. Hierzu zählen laut aktueller S3 - Leitlinien die pT4 – Kategorie, Tumorperforation oder – einriss, sowie die Operation unter Notfallbedingungen. Aber auch bei Vorliegen einer inadäquaten Lymphknotenausbeute (< 12 Lymphknoten) und einer schlechten Differenzierung sollte eine adjuvante Therapie im Einzelfall in Erwägung gezogen werden, auch wenn über den Zusammenhang der Anzahl der Lymphknoten und einer adjuvanten Chemotherapie bislang keine Daten vorliegen [65]. Es wurde nachgewiesen, dass die Anzahl der untersuchten Lymphknoten einen unabhängigen prognostischen Faktor darstellt [25, 43].

Grundlage der adjuvanten Chemotherapie beim Kolonkarzinom ist die Durchführung nach einem 5-Fluorouracl/Folinsäurehaltigen Protokoll. Durch diese Kombination wurde in mehreren randomisierten Studien eine signifikanten Senkung der Rezidivrate und eine Verlängerung des Gesamtüberlebens nachgewiesen [2]. Die Verminderung der Sterblichkeit beträgt im Durchschnitt 9 % (5% - 14%) [12, 32, 42, 50, 54, 75, 84].
Eine obere Altersgrenze für die adjuvante Chemotherapie existiert nicht [48, 65]. Als allgemeine Kontraindikationen gelten eine Leberzirrhose (Child B oder C), schwere koronare Herzkrankheit und Herzinsuffizienz (NYHA III und IV), präterminale und terminale Niereninsuffizienz, eingeschränkte Knochenmarksfunktion, Allgemeinzustand schlechter als 2 (WHO), sowie das Unvermögen an regelmäßigen Kontrolluntersuchungen teilzunehmen [65].
Grundsätzlich sollte die Therapie zeitnah beginnen, das heißt 4 – 8 Wochen nach operativer Therapie.

Die Erweiterung der 5-FU/Folinsäure – Grundlage mit Oxaliplatin stellt eine deutliche Optimierung der adjuvanten Therapie dar. Hier zeigt das FOLFOX – Schema mit einer Kombination aus 5-FU/Folinsäure mit Oxaliplatin und einen gut belegten und signifikanten Überlebensvorteil gegenüber der alleinigen 5-FU/Folinsäure – Therapie. Hier zeigt die MOSAIC – Studie von Andre aus dem Jahr 2004 für Patienten mit Kolonkarzinom im Stadium III bezüglich der 3 – Jahres – Überlebensrate einen signifikanten Unterschied von 72% mit Oxaliplatin gegenüber 65% mit alleiniger 5-FU/Folinsäure – Therapie [1]. Auch Wolmark et al. konnte diesen Effekt in der NSABP C-07-Studie im Jahr 2005 belegen [84]. Der Effekt wurde in vielen Studien bestätigt und führte zum Standard der adjuvanten Therapie mit Oxaliplatin haltigem Schema.
Bezüglich Dosierung, Art der Applikation und zeitlicher Intervalle existieren zahlreiche Arbeiten und auch derzeit noch laufende Studien. In den S 3 – Leitlinien wird derzeit mit einer Evidenzstärke 1 b und Empfehlungsgrad A das FOLFOX - 4 – Schema als Oxaliplatin haltige Chemotherapie empfohlen [65]. Die Kombination aus Leucovorin, Oxaliplatin und 5-FU variiert je nach Schema in der Dosierung und dem Einsatz von Bolusgaben.

Therapieschemata beim metastasierten Kolonkarzinom					
Schema	Substanzen	Dosierung	Applikation	Tag	Zyklus
FOLFOX-4	Leucovorin	200 mg/m²	i.v. (2 h)	1 + 2	14 Tage
	Oxaliplatin	85 mg/m²	i.v. (2 h)	1	
	5 - FU	400 mg/m²	i.v. (Bolus)	1 + 2	
		600 mg/m²	i.v. (22 h)	1 + 2	
FOLFOX-6	Leucovorin	400 mg/m²	i.v. (2 h)	1	14 Tage
	Oxaliplatin	100 mg/m²	i.v. (2 h)	1	
	5 - FU	400 mg/m²	i.v. (Bolus)	1	
		2.400 – 3000 mg/m²	i.v. (46 h)	1 + 2	
FOLFOX-7	Leucovorin	400 mg/m²	i.v. (2 h)	1	14 Tage
	Oxaliplatin	130 mg/m²	i.v. (2 h)	1	
	5 - FU	2400 mg/m²	i.v. (46 h)	1 + 2	
XELOX	Oxaliplatin	130 mg/m²	i.v. (2 h)	1	21 Tage
	Capecitabin	1000 mg/m²	p.o. 2 x tgl.	1 - 14	
FOLFIRI	Leucovorin	400 mg/m²	i.v. (2 h)	1	14 Tage
	Irinotecan	180 mg/m²	i.v. (1,5 h)	1	
	5 - FU	400 mg/m²	i.v. (Bolus)	1	
		2400 mg/m²	i.v. (46 h)	1	

Tabelle 17: Therapieschemata adjuvante Chemotherapie Kolonkarzinom

Der Einsatz von monoklonalen Antikörpern in der adjuvanten Therapiesituation ist Gegenstand der aktuellen Forschung. Der Wirkmechanismus liegt in der Blockade der Angiogenese. Der Antikörper Bevacizumab bindet an das Wachstumshormon VEGF (Vascular Endothelial Growth Factor), die Antikörper Cetuximab und Panitumumab wirken durch Blockade des Wachstumsfaktor – Rezeptors EGFR (Epidermal Growth Factor Receptor). Voraussetzung für den Einsatz von Cetuximab und Panitumumab ist jedoch ein nicht mutiertes KRAS-Gen (Wildtyp). Der Einsatz monoklonaler Antikörper wurde bereits in mehreren Studien mit erfolgsversprechenden Ergebnissen untersucht. In einer Phase – II – Studien von Kabbinavar war das mittlere progressionsfreie Überleben für Patienten, die zusätzlich zu einer Oxaliplatin – haltigen Chemotherapie Bevacizumab als Erstlinientherapie erhielten signifikant erhöht (5,5 Monate versus 9,4 Monate) [37]. Saltz et al. konnten bezüglich des progressfreien Überlebens eine Steigerung von 20 % bei zusätzlicher Therapie mit Bevacizumab nachweisen. Das mittlere progressfreie Überleben stieg von 8 auf 9,4 Monate [64]. Ein signifikant längeres Überleben konnte auch in einer Metaanalyse von 3 unabhängigen Studien durch Kabbinavar et al. gezeigt werden. Hier lag das Gesamtüberleben bei Kombination mit Bevacizumab bei 17,9 Monaten, ohne Bevacizumab nur bei 14,6 Monaten [38]. Hurwitz et al. konnten in einer randomisierten Phase – III Studie im Jahr 2004 eine Steigerung des medianen Überlebens durch die Erweiterung des Therapieregimes Irinotecan, 5 – FU und Leucovorin (IFL) mit Bevacizumab von 15,6 auf 20,3 Monate verzeichnen [31]. Was die Therapiedauer betrifft, muss noch durch weitere Untersuchungen ermittelt werden. Es gibt Hinweise, dass eine Behandlung bis zur Progression einen Vorteil gegenüber einer früheren Beendigung der Bevacizumab – Therapie gibt [19].

Der Einsatz von Cetuximab bei metastasiertem Kolonkarzinom ist nur sinnvoll, wenn keine Mutation des KRAS – Gens vorliegt. Daher ist vor Verabreichung eine Untersuchung des KRAS – Status erforderlich.

Daten zum Einsatz von Cetuximab liefert die CRYSTAL – Studie durch Van Cutsem et al., die das FOLFIRI – Regime ohne und mit Zusatz von Cetuximab als Erstlinientherapie verglich. Hier wurde einerseits eine höheres Ansprechen der Therapie von 46,9% versus 38,7 % ohne Cetuximab gefunden. Auch das progressfreie Überleben war mit 8,9 Monaten gegenüber 8,0 Monaten signifikant erhöht [78]. Sobrero et al. untersuchten in der EPIC – Studie aus dem Jahr 2008 die Kombination aus Irinotecan plus Cetuximab versus Irinotecan alleine als Zweitlinientherapie. Hier wurde eine deutlich höhere Ansprechrate (16,4 versus 4,2 %) beschrieben, wie auch ein längeres progressfreies Überleben (4,0 versus 2,6 %) [72]. Zusammenfassend sollte derzeit der Einsatz von Cetuximab bei Patienten erfolgen, die auf eine konventionelle Erstlinientherapie nicht angesprochen haben, vorausgesetzt der Tumor ist bezüglich des KRAS – Gens nicht mutiert.

Der Einsatz des monoklonalen Antikörpers Panitumumab wird derzeit getestet. Da es sich wie bei Cetuximab um einen Antikörper gegen den epithelialen Wachstumsfaktor Rezeptor handelt, Panitumumab jedoch ein geringeres Nebenwirkungsspektrum hat, ist möglicherweise der Einsatz statt Cetuximab sinnvoll. Exakte Daten stehen hier noch aus. Richtungsweisend ist hier die PRIME – Studie von Greil et al. als Phase – III Studie, die den Einsatz von FOLFOX – 4 mit oder ohne Kombination mit Panitumumab verglich. Hier war progressfreie Überleben von 9,6 Monaten mit Panitumumab versus 8,0 Monate mit alleiniger FOLFOX-4 Therapie signifikant verlängert [17].

Getestet wird derzeit auch die Wirkung molekularer Substanzen, wie Erlotinib oder Sunitinib, die im Rahmen der Therapie anderer Tumoren bereits zugelassen sind.

Wenn möglich sollte der Patient die adjuvante Chemotherapie im Rahmen einer Studie erhalten. Bezüglich adjuvanter Chemotherapeutika, deren Kombination und Verabreichung wird derzeit viel geforscht und es ist in Zukunft mit einer weiteren Verbesserung des Überlebens durch Optimierung der adjuvanten Chemotherapie zu rechnen.

Wichtig ist jedoch, dass sowohl Operation als auch adjuvante Chemotherapie in spezialisierten Zentren durchgeführt werden. Durch Diskussion der einzelnen Fälle in interdisziplinären Tumorboards und die Möglichkeit der Aufnahme der Patienten in klinische Studien wird der Therapieerfolg optimiert und die Datenlage bezüglich neuer Therapieoptionen gesichert. Diesbezüglich findet man in Deutschland jedoch noch deutliche Defizite, wie Grothey im Jahr 2002 zeigte. So erhielten nur 63,4 % der an 74 deutschen Krankenhäusern erfassten Patienten mit einem Kolonkarzinom im Stadium III eine adjuvante Chemotherapie [18].

5.7. Früherkennung und Tumornachsorge

Je früher ein Kolonkarzinom diagnostiziert wird, desto aussichtsreicher ist seine Therapie. Der deutschen Bevölkerung steht seit dem 1. Oktober 2002 ein Programm zur Früherkennung kolorektaler Karzinome zur Verfügung, das eine Vorsorgekoloskopie im Alter von 55 Jahren und einer Rekoloskopie 10 Jahre später anbietet. Bereits ab dem 50. Lebensjahr kann jährlich ein Test auf okkultes Blut, sowie eine rektal-digitale Untersuchung des Mastdarms durchgeführt werden [65]. Jedoch nur ein geringer Anteil der Versicherten nimmt diese Möglichkeit wahr. In verschiedenen Untersuchungen zeigte sich, dass nur 2 – 4 % der anspruchsberechtigten Patienten zur Darmkrebsvorsorge gehen [8, 66, 87]. Betrachtet man die Tatsache, dass in Vorsorgekoloskopien bei 20 – 30 % der Patienten Adenome oder Polypen diagnostiziert werden und bei einem Großteil in gleicher Sitzung abgetragen werden können, so zeigt sich hier ein großes Optimierungspotential [8, 66, 67]. Hochrechnungen zeigen, dass zwischen 2003 und 2010 fast 100.000 kolorektale Karzinome durch Prävention verhindert wurden und weitere 47.000 in frühen und oft heilbaren Stadien erkannt wurden [8]. Die Information über Vorsorgeuntersuchung ist zwar flächendeckend, jedoch stellt das kolorektale Karzinom nach wie vor ein Tabuthema dar und die Präventivmaßnahmen werden aufgrund möglicher Komplikationen und Unkomfortabilität abgelehnt [8, 67]. Die Komplikationsrate bei der Routinekoloskopie liegt zwischen 0,17 und 0,02 % (Kardiopulmonale Komplikationen 0,10%, Blutung 0,17%, Perforation 0,02%) [56]. Mögliche Ansätze zur Optimierung stellen Bonusprogramme der Krankenkassen für Patienten, wie auch für Hausärzte dar. Auch eine gezielte Information des Patienten, z.B. über ein persönliches Anschreiben oder das Angebot eines Gesprächstermins durch den Hausarzt kann möglicherweise die Teilnahmebereitschaft erhöhen.

Die Tumornachsorge des Kolonkarzinoms ist in den Leitlinien der Deutschen Krebsgesellschaft verankert und sollte für 5 Jahre nach kurativer Resektion durchgeführt werden [65]. Da bei Tumoren der UICC-Stadien II und III 80% der Rezidive in den ersten zwei Jahren nach operativer Therapie auftreten, sind die Untersuchungsintervalle in dieser Zeit halbjährlich, dann jährlich. Es ist von großer Wichtigkeit, den Patienten frühzeitig über die Notwendigkeit dieser Nachsorge zu informieren und zu besprechen, an wen er sich hierzu wenden kann.

5.8. Schlussfolgerungen

Die umfassende Therapie des Kolonkarzinoms setzt eine interdisziplinäre Zusammenarbeit voraus. Eine Prognoseverbesserung liegt sowohl in der optimalen chirurgischen Therapie, als auch der korrekten Indikationsstellung und Durchführung einer adjuvanten Chemotherapie. Die operative Therapie stellt beim Kolonkarzinom die Methode der Wahl dar. Hier konnten in den letzten Jahren durch die Einführung der CME gute Verbesserungen erzielt werden. Durch die schichtgerechte Präparation mit Intaktheit des Mesokolons und die zentrale Ligatur der versorgenden Gefäße wird nicht nur eine Tumorperforation mit nachfolgender Tumorzelldissemination verhindert, sondern auch die Ausbeute an regionären Lymphknoten maximiert. Diese wiederum ist, auch wenn keine Lymphknoten befallen sind, mit einem besseren Überleben korreliert. Seit Einführung dieser Technik 1995 und konsequenter Umsetzung dieses Prinzips konnte im eigenen Patientengut eine deutliche Verbesserung der Prognose mit Verlängerung der Überlebenszeit und Senkung von Lokalrezidiven und Fernmetastasen verzeichnet werden. Die Weiterführung und zunehmende Akzeptanz dieser Operationstechnik kann die Prognose des Kolonkarzinoms weiter verbessern. Voraussetzung ist eine dementsprechende Schulung, Spezialisierung und auch Erfahrung des behandelnden Chirurgen.

Der zweite Schwerpunkt der Prognoseoptimierung liegt in der korrekten Indikationsstellung und Durchführung der adjuvanten Chemotherapie. Voraussetzung ist die Tumorresektion im Gesunden (R0) und eine ausreichende Anzahl an dissezierten regionären Lymphknoten, um eine korrekte Stadieneinteilung zu gewährleisten. Im Stadium III ist die adjuvante Chemotherapie indiziert, im Stadium II nur bei Patienten mit besonderen Risikofaktoren und muss hier individuell entschieden werden. Die derzeitig empfohlene Kombination aus 5-FU/Folinsäure und Oxaliplatin führt zu einer

Erhöhung der Überlebenszeit von knapp 10 %. In zahlreichen Studien wird der Einsatz weiterer Medikamente geprüft. Bei einer Behandlung in einem Darmzentrum hat der Patient Zugang zu solchen Studien und sollte gezielt hierzu informiert, beraten und eingeschlossen werden. Hierdurch wird die Datenlage weiter gefestigt und der Patient profitiert von moderner Medizin. Wichtig ist, dass alle Patienten mit einem Kolonkarzinom im Stadium III erfasst und über die Indikation der adjuvanten Chemotherapie informiert werden. Hier besteht deutschlandweit Optimierungsbedarf. In einer Studie von Grothey aus dem Jahr 2008 wurden im Schnitt nur 63 % der Patienten im Stadium III einer adjuvanten Chemotherapie zugeführt [18].

Prävention und Tumornachsorge tragen dazu bei, Darmkrebserkrankungen zu verhindern, den Krebs sowie Rezidive und Metastasen möglichst frühzeitig zu diagnostizieren und somit zu einer Prognoseverbesserung beizutragen. Leider ist die Akzeptanz insbesondere der Vorsorge in Deutschland gering. So wurde in mehreren Untersuchungen gezeigt, dass nur 2 – 4% der Versicherten pro Jahr die Vorsorgeuntersuchungen wahrnehmen. Hier sind durch individuelle Information, sowie das Angebot von Bonusprogrammen Verbesserungsmöglichkeiten gegeben. Die Tumornachsorge sollte als fester Bestandteil der Therapie früh im Krankheitsverlauf thematisiert werden und der Patient gezielt und individuell informiert werden. Die frühe Erkennung von Rezidiven und Metastasen verbessert die Prognose entscheidend.

6. Literaturverzeichnis

1. André T, Boni C, Mounedji-Boudiaf L (2004) Multicenter International Study of Oxaliplatin/5-Fluorouracil/Leucovorin in the Adjuvant Treatment of Colon Cancer (MOSAIC) Investigators Oxaliplatin, Fluorouracil and Leucovorin as adjuvant treatment for colon cancer. N Eng J Med 350:2343-2351
2. André T, de Gramont A, for the Oncology Multidisciplinary Research Group (GERCOR) (2004) An Overview of adjuvant systemic chemotherapy for colon cancer. Clinical Colorectal Cancer 1:22-28
3. Angelopoulos S, Kanellos I, Christophoridis E, Tsachalis T, Kanellou A, Betsis D (2004) Five-year survival after curative resection for adenocarcinoma of the colon. Tech Coloproctol 1:152-154
4. Beal JM, Cornell GN (1956) A study of the problem of recurrence of carcinoma at the anastomotic site following resection of the colon for carcinoma. Ann Surg 143:1-7
5. Biondo S, Kreisler E, Millan M, Fracallvieri D, Golda T, Frago R, Miquel B (2010) Impact of surgical specialization on emergency colorectal surgery outcomes. Arch Surg 145:79-86
6. Bokey EL, Chapuis PH, Dent OF, Mander BJ, Bisset IP, Newland RC (2003) Surgical technique and survival in patients having a curative resection for colon cancer. Dis Colon Rectum 46(7):860-866
7. Bowne WB, Lee B, Wong WD, Ben-Porat L, Shia J, Cohen AM, Enker WE, Guillem JG, Paty PB, Weiser MR (2005) Operative salvage for locoregional recurrent colon cancer after curative resection: an analysis of 100 cases. Dis Colon Rectum 48(5):897-909
8. Brenner H, Altenhofen L, Hoffmeister M (2010) Eight years of colonoscopic bowel cancer screening in Germany: Initial findings and projections. Dtsch Ärztebl Int 107(43):753-759
9. Cass AW, Pfaff FA, Millon RR (1976) Patterns of recurrence following surgery for adenocarcinoma of the colon and rectum. Cancer 37:2861-2865

10. Chang GJ, Rodriguez-Bigas MA, Skibber JM, Moyer VA (2007) Lymph node evaluation and survival after curative resection of colon cancer: systematic review. 99(6):433-441
11. Croner RS, Merkel S, Papdopoulos T, Schellerer V, Hohenberger W, Goehl J (2009) Multivisceral resection for colon carcinoma. Dis Colon Rectum 52(8):1381-1386
12. Francini G, Petrioli R, Lorenzini L, Mancini S, Armenio S, Tanzini G, Marsili S, Aquino A, Marzocca G, Civitelli S (1994) Folinic acid and 5-fluorouracil as adjuvant chemotherapy in colon cancer. Gastroenterology 106:899-906
13. Fürst H, Arbogast H, Schildberg FW (1997) Locoregional recurrence of colonic carcinoma: prognosis after surgical therapy. Langenbecks Arch Chir Suppl Kongressbd 114:1093-1095
14. Gall FP, Hermenek P (1992) Wandel und derzeitiger Stand der Behandlung des kolorektalen Karzinoms. Chirurg 63:227-234
15. Giedl J (1986) Lymphknotenmetastasen kolorektaler Karzinome. Häufigkeit und Topographie. Fortschr Med 104:167-170
16. Golda T, Biondo S, Jaurrieta E, Kreisler E, Millan M, Fraccalviereri D, Frago R, Miguel B, Marti Rague J, Rafecas A (2009) Einfluss der chirurgischen Spezialisierung auf das postoperative Ergebnis bei kolorektalen Notfalloperationen. Abstract 432. Deutsche Gesellschaft für Chirurgie, 126. Kongress 2009, München.
http://www.egms.de /static/en/meetings/dgch2009/09dgch432.shtml
17. Greil R, Letocha H (2009) Updated analysis of a phase II study (20060314) of panitumumab (pmab) with FOLFIRI as first-line treatment of patients (pts) with metastatic colorectal cancer (mCRC). JCO 27:4085
18. Grothey A, Kellermann L, Schmoll HJ (2002) Deficits in management of patients with colorectal carcinoma in Germany. Results of multicenter documentation of therapy algorithms. Med Klin (Munich) 97(5):270-277
19. Grothey A, Sugrue MM, Purdie DM, Dong W, Sargent D, Hedrick E, Kozloff M (2008) Bevacizumab beyond first progression is associated with prolonged overall survival in metastatic colorectal cancer: results from al large obersevational cohort study (BRiTE). J Clin Oncol 26:5326-5334

20. Gruppo M, Militello C, Mazzalai F, Martella B, Spirch S, Terranova O (2011) Advanced age is an independent predicting factor for recurrence in patients with N0 colonic cancer. J Am Geriatr Soc 59(6):1149-1151
21. Heald RJ (1988) The "Holy Plane" of rectal surgery. J R Soc Med 81:503-508
22. Hermanek P (2000) Lymphknoten und maligne Tumorkrankheiten. Zentralbl Chir 125:790-795
23. Hermanek P jr, Mansmann U, Staimmer S, Riedl S, Hermanek P (2000) The German experience: The surgeon as a prognostic factor in colon and rectal cancer surgery. Surg oncol Clin N Am 9:33-49
24. Hermanek P jr., Wiebelt H, Riedl S, Staimmer D, Hermanek P (1994) Long-term results of surgical therapy of colon cancer. Results of the Colorectal Cancer Study Group. Chirurg 65(4):287-297
25. Hohenberger W, Merkel S, Weber K (2007) Lymphadenektomie bei Tumoren des unteren Gastrointestinaltraktes. Chirurg 78:217-225
26. Hohenberger W, Nömayr A, Merkel S (2003): Chirurgische Therapie kolorektaler Karzinome. Internist 44:311-321
27. Hohenberger W, Reingruber B, Merkel S (2003): Surgery for colon cancer. Scandinavian Journal of Surgery 92:45-52
28. Hohenberger W, Weber K, Matzel K, Papdopoulos T, Merkel S (2009) Standardized surgery for colonic cancer: complete mesocolic excision and central ligation – technical notes and outcome. Colorectal Dis 11(4):354-364
29. Hojo K, Koyama Y (1982) Postopertive follow-up studies on cancer of the colon and rectum. Am J Surg 143(3):293-293
30. Holder E (2007) Die Reintervention am Dickdarm. Chirurg 47:8-15
31. Hurwitz H, Fehrenbacher L, Novotny W, Cartwright T, Hainsworth J, Heim W, Berlin J, Baron A, Griffing S, Holmgren E, Ferrara N, Fyfe G, Rogers B, Ross R, Kabbinavar F (2004) Bevacizumab plus irinotecan, fluorouracil and leucovorin for metastatic colorectal cancer. N Engl J Med 350:2335-2342
32. International Multicenter Pooled Analysis of Colon cancer trials (IMPACT) investigators (2003) Efficacy of adjuvant fluorouracil and folinic acid in colon cancer. Lancet 345:939-944

33. Iversen LH, Norgaard M, Jepsen P et al. Trends in colorectal cancer survival in northern Denmark: 1985-2004. Colorectal Dis 9:210-217
34. Jass JR, Sobin LH (1989) Histological Typing of Intestinal Tumors (2nd edition). Springer, Berlin, Heidelberg, New York, London, Paris, Tokyo, Hong Kong
35. Jinnai D (1983) General rules for clinical and pathological studies on cander oft the colon, rectum and anus. Jpn J Surg 13:557-573
36. Jiun-Ho J, Shih-Ching C, Huann-Shen W, Shun-Haur Y, Jen-Kae J, Wei-Chone C, Tzu-Chen L, Hung H, Feng-Ming W, Jen-Kou L (2007) Changes in disease pattern and treatment outcome of colorectal cancer: a review of 5.474 cases in 20 years. Int J Colorectal Dis 22:855-862
37. Kabbinavar FF, Hambleton J, Mass RD, Hurwitz HI, Bergsland E, Sarkar S (2005) Combined analysis of efficiacy: the addition of bevacizumab to fluorouracil/leucovorin improves survival for patients with metastatic colorectal cancer. N Engl J Med 350:3706-3712
38. Kabbinavar FF, Schulz J, McCleod M, Patel T, Hamm JT, Hecht JR, Mass R, Perrou B, Nelson B, Novotny WF (2005) Addition of bevacizumab to bolus fluorouracil and leucovorin in first-line metastatic colorectal cancer: results of a randomized phase II trial. J Clin Oncol 23:3697-3705
39. Kraemer M, Wiratkapun S, Seow-Choen F, Ho YH, Eu KW, Nyam D (2001) Stratifying risk factors for follow-up: a comparison of recurrrent and nonrecurrent colorectal cancer. Dis Colon Rectum 44(6):815-821
40. Krebs in Deutschland 2003-2004. Häufigkeiten und Trends. 6. Aufl. Robert Koch-Institut, Hrsg., und die Gesellschaft der epidemiologischen Krebsregister in Deutschland e. V., Hrsg. Berlin;2008. S. 12
41. Kunath U, Amgwerd R (1973) Ist beim Kolon- und Rektumkarzinom eine sogenannte second-look-Operation angezeigt? Bruns Beitr Chir 220:45-54
42. Laurie JA, Moertel CG, Fleming TR, Wieand HS, Leigh JE, Rubin J, McCormack GW, Gerstner JB, Krook JE, Malliard J (1989) Surgical adjuvant therapy of large-bowel carcinom: an evaluation of levamisol and the combination of levamisol and fluorouracil. The North Central Cancer Treatment Group and the Mayo Clinic. J Clin Oncol 7:1447-1456

43. Le Voyer TE, Sigurdson ER, Hanlon AL, Mayer RJ, Macdonald JS, Catalano PJ, Haller DG (2003) Colon cancer survival is associated with increasing number of lymph nodes analyzed: a secondary survey of intergroup trial. J Clin Oncol 21:2912-2919
44. Liersch T, Becker H, Langer C (2007) Rektumkarzinom. Allgemeine und Viszeralchirurgie up2date 1:41-72
45. Mentges B, Stahlschmidt M, Brückner R (1985) Das Rezidivproblem beim Kolonkarzinom. Langenbecks Arch Chir 367:51-62
46. Merkel S, Meyer C, Papadopoulos T, Meyer T, Hohenberger W (2007) Urgent surgery in colon carcinoma. Zentralbl Chir 132(1): 16-25
47. Merkel S, Weber K, Perrakis A, Göhl J, Hohenberger W (2010) Tumoren des unteren Gastrointestinaltrakts. Chirurg 81:117-126
48. Merlin F, Prochilo T, Tondulli L, Kildani B, Beretta GD (2008) Colorectal cancer treatment in elderly patients: an update on recent clinical studies. Clin Colorectal Cancer 7(6):356
49. Micheli A, Ciampichini R, Oberaigner W, Ciccolallo L, de Vries E, Izarzugaza I, Zambon P, Gatta G, De Angelis R, EUROCARE working group (2009) The advantage of women in cancer survival: An analysis of EUROCARE-4 data. Eur J Cancer 45(6):1017-1027
50. Moertel CG, Fleming TR, Macdonald JS, Haller DG, Laurie JA, Goodman PJ, Ungerleider JS, Emerson WA, Tormey DC, Glick JH (1990) Levamisole and fluorouracil for adjuvant therapy of resected colon carcinoma. N Engl J Med 322:352-358
51. Möning SP, Baldus SE, Zirbes TK, Schröder W, Lindemann DG, Dienes HP, Hölscher AH (1999) Lymph node size and metastatic infiltration in colon cancer. Ann Surg Oncol 6:579-581
52. Nicholas P West, Hohenberger W, Weber K, Perrakis A, Finan JP, Quirke P (2009) Complete mesocolic excision with central vascular ligation produces an oncologically superior specimen compared with standard surgery for carcinoma of the colon. J Clin Oncol 28:272-278
53. Nicholl MB, Wright BE, Conway WC (2009) Does specialized surgical training increase lymph node yield in colon cancer? Am Surg 75:887-891

54. O´Connell JB, Maggard MA, Ko CY (2004) Colon cancer survival rates with the new American Joint Committee on Cancer sixth edition staging. J Natl Cancer Inst 96:1420-1425
55. Öhmann U (1982) Colorectal carcinoma – trends and results over a 30-year-period. Dis Colon Rectum 25:431-440
56. Oslon RM, Perencevich NP, Malcom AW (1980) Patterns of recurrence following curative resection of adenocarcinoma of the colon and rectum. Cancer 45:2969-2973
57. Parkin DM, Bray F, Ferlay J, Pisani P (2005) Global cancer statistics 2002. CA Cancer J Clin 55:74-108
58. Pelissier EP, Bosselt JF, Bachour A, Arbey-Gindre F (1991) Recognition of predictive prognostic factors in recurrent colonic cancer. Apropos of a retrospective series of 178 cases. Bull Cancer 78(10):961-968
59. Petersen S, Freitag M, Hellmich G, Ludwig K (1998) Anastomotic leakage: Impact on local recurrence and survival in surgery of colorectal cancer. Int J Colorectal Dis 13(4):160-163
60. Phillips RKS, Hittinger R, Blesovsky L, Fry JS, Fielding LP (1984) Local recurrende following "curative" surgery for large bowel cancer: The overall picture. Br J Surg 71:12-16
61. Ren JQ, Zhou ZW, Wan DS, Lu ZH, Chen G, Wang GQ, Tang SX, Wang JJ (2006) Univariate and multivariate regression analyses of recurrence and metastasis of colon cancer after radical resection. Ai Zheng 25(5):591-595
62. Renzulli P, Lowy a, Maibach R, Egeli RA, Metzger U, Laffer UT (2006) The influence of the surgeons´s and the hospital´s caseload on survival and local recurrence after colorectal cancer surgery. Surgery 139(3):296-304
63. Russel AH, Tong D, Dawson LE, Wisbeck W (1984) Adenocarcinoma of the proximal colon. Cancer 53:360-367
64. Saltz LB, Clarke S, Díaz-Rubio E, Scheithauer W, Figer A, Wong R, Koski S, Lichinitser M, Yang TS, Rivera F, Couture F, Sirzén F, Cassidy J (2008) Bevacizumab in combination with oxaliplatin-based chemotherapy as first-line therapy in metastatic colorectal cancer: a randomized phase III study J Clin Oncol 26(12):2013-2019

65. Schmiegel W, Pox C, Reinacher-Schick A, Adler G, Fleig W, Fölsch UR, Frühmorgen P, Graeven U, Hohenberger W, Holstege A, Junginger T, Kopp I, Kühlbacher T, Porschen R, Propping P, Riemann J-F, Rödel C, Sauer R, Sauerbruch T, Schmitt W, Schmoll H-J, Zeitz M, H.-K. Selbmann H-K (2008) S – 3 Guideline colorectal cancer 2004/2008. Z Gastroenterol 46:1-73
66. Sieg A, Theilmeier A (2006) Results of coloscopy screening in 2005 – an internet based documentation. Dtsch Med Wochenschr 131:379-383
67. Siegmund-Schulze N (2009) Darmkrebs: Vorsorge kann Tausende Karzinome verhindern. Dtsch Ärztebl 106(15):A-686/B-586/C-570
68. Sjo OH, Lunde OC, Nygaard K, Sandvik L, Nesbakken A (2008) Tumor location is an prognostic factor for survival in colonic cancer patients. Colorectal Dis 10(1):33-40
69. Sjövall A, Granath F, Cedermark B, Glimelius B, Holm T (2007) Locoregional recurrence from colon cancer: a population-based study. Ann Surg Oncol 14(2):4324-40
70. Smith JA, King PM, Lane RH, Thompson MR (2003) Evidence of the effect of 'specialization' on the management, surgical outcome and survival from colorectal cancer in Wessex. Br J Surg 90(5):583-592
71. Sobin L, Wittekind C (2002) UICC: TNM Classification of malignant tumors. 6th edition. London: John Wiley & Sons
72. Sobrero AF, Maurel J, Fehrenbacher L, Scheithauer W, Abubakr YA, Lutz MP, Vega-Villegas ME, Eng C, Steinhauer EU, Prausova J, Lenz HJ, Borg C, Middelton G, Kröning H, Luppi G, Kisker O, Zubel A, Langer C, Kopit J, Burris HA 3rd (2008) EPIC: phase III trial of cetuximab plus irinotecan after fluoropyrimidine and oxaliplatin failure in patients with metastatic colorectal cancer. J Clin Oncol 26:2311-2319
73. Soreide O, Norstein J, Fielding LP, Silen W (1997) International standardization and documentation of the treatment of rectal cancer. In: Rectal cancer surgery. Optimization – standardization – documentation (eds Soreide O, Norstein J), pp. 405-445. Springer, Berlin, Heidelberg, New York.

74. Steele GD (1990) For NIH Panel and Conference and Members of the NIH Consensus Party: adjuvant therapy for patients with colon and rectal cancer: NIH consensus conference. JAMA 264:1444
75. Taal BG, Van Tinteren H, Zoetmulder FA (2001) NACCP group Adjuvant 5FU plus levamisole in colonic or rectal cancer: improved survival in stage II and III. Br J Cancer 85:1437-1443
76. Tong D, Russel AH, Dawson LE, Wisbeck W (1983) Second laparotomy for proximal colon cancer. Sites of recurrence and implications for adjuvant therapy. Am J Surg 145(3):382-386
77. Toyota S, Ohta H, Anazawa S (1995) Rationale for extent of lymph node dissection for right colon cancer. Dis Colon Rectum 38: 329-335
78 Van Cutsem E, Kohne CH, Hitre E, Zaluski J, Chang Chien CR, Makhson A, D'Haens G, Pintér T, Lim R, Bodoky G, Roh JK, Folprecht G, Ruff P, Stroh C, Tejpar S, Schlichting M, Nippgen J, Rougier P (2009) Cetuximab and chemotherapy as initial treatment for metastatic colorectal cancer. N Engl J Med 360:1408-1417
79 VanDamme JP, Bonte J (1990) The more exceptional right colon artery. In: Vascular Anatomy in Abdominal Surgery. New York: Thieme S 53
80 West NP, Hohenberger W, Weber K, Perrakis A, Finan PJ, Quirke P (2010) Complete mesocolic excision with central vascular ligation produces an oncologically superior specimen compared with standard surgery for carcinoma of the colon. J Clin Oncol 28:272-278
81 West NP, Morris EJ, Rotimi O, Cairns A, Finan PJ, Quirke P (2008) Pathology grading of colon cancer surgical resection and ist association with survival: a retrospective observation study. Lancet Oncol 9(9):857-865
82 West NP, Sutton KM, Ingeholm P, Hagemann-Madsen RH, Hohenberger W, Quirke P (2010) Improving the quality of colon cancer surgery through a surgical education program. Dis Colon Rectum 53:1594-1603
83 Wittekind C, Meyer H-J, Bootz F (2002) TNM – Klassifikation maligner Tumoren. 6. Auflage. Springer, Berlin Heidelberg New York

84 Wolmark N, Rockette H, Mamounas E et al (1999) Clinical trials to assess the relative efficacy of fluorouracil and LV, fluorouracil and levamisole, and fluorouracil, LV, and levamisole in patients with Dukes´B and C carcinoma of the colon: results from National Surgical Adjuvant Breast and Bowel Project C-04. J Clin Oncol 17:3553-3559

85 Yun HR, Lee LJ, Park JH, Cho YK, Cho YB, Lee WY, Kim HC, Chun HK, Yun SH (2008) Local recurrence after curative resection in patients with colon and rectal cancers. Int J Colorectal Dis 23(11):1081-1087

86 Zhao DB, Gao JD, Shan Y, Zhou ZX, Yuan XH, Wu JX, Shao YF (2006) Characteristics of metastasis and recurrence following curative resection for colonic carcinoma. Zhonghua Wei Chang Wai Ke Za Zhi 9(4):291-293

87 Zylka-Melhorn V (2011) Deutscher Krebskongress 2004: Verantwortung übernehmen. Dtsch Ärztebl (101810): A-624/B-516/C-508

7. Anhang

Tabellenverzeichnis

Tabelle 1	Tabelle 2: Charakteristik von Patienten und Tumoren	7
Tabelle 2	Lokalrezidive: 5 – Jahres – Rate	11, 12
Tabelle 3	Lokalrezidivrate bei Kombination von pT – und pN – Kategorie	13
Tabelle 4	Lokalrezidivrate bei Kombination von pN – Kategorie und Grading	15
Tabelle 5	Lokalrezidiverate bei Kombination von Tumorstadium und Zeitintervallen	16
Tabelle 6	Lokalrezidive: Cox Regressionsanalyse	18
Tabelle 7	5 – Jahres – Rate an Fernmetastasen	20, 21
Tabelle 8	5 – Jahres – Rate an Fernmetastasen unterteilt nach Lokalisation des Primärtumors im Kolon	22
Tabelle 9	5 – Jahres – Rate an Fernmetastasen bei Kombination von Tumorstadium und Zeitintervall	23
Tabelle 10	Fernmetastasen: Cox Regressionsanalyse	25
Tabelle 11	5 - Jahresrate karzinombezogenes Überleben	27, 28
Tabelle 12	Karzinombezogenes Überleben bei Kombination von Tumorstadium und Zeitintervallen	29
Tabelle 13	Karzinombezogenes Überleben: Cox Regressionsanalyse	31
Tabelle 14	Literaturvergleich Lokalrezidive beim Kolonkarzinom	34
Tabelle 15	Literaturvergleich Fernmetastasen beim Kolonkarzinom	38
Tabelle 16	Tumorlage, Lymphknotenstationen und Resektionsausmaß	44
Tabelle 17	Therapieschemata beim metastasierten Kolonkarzinom	56

Abbildungsverzeichnis

Abbildung 1	Grafik: Lokalrezidivrate bei Kombination von pT – und pN – Kategorie	14
Abbildung 2	Grafik: Lokalrezidivrate bei Kombination von pN – Kategorie und Grading	15
Abbildung 3	Grafik: Lokalrezidivrate bei Kombination von Tumorstadium und Zeitintervallen	17
Abbildung 4	Grafik: 5 – Jahres – Rate an Fernmetastasen unterteilt nach Lokalisation des Primärtumors im Kolon	22
Abbildung 5	Grafik: 5 – Jahres – Rate an Fernmetastasen bei Kombination von Tumorstadium und Zeitintervall	24
Abbildung 6	Grafik: Karzinombezogenes Überleben bei Kombination von Tumorstadium und Zeitintervallen	30
Abbildung 7	Gefäßversorgung und Metastasierungswege bei regionären Lymphknotenmetastasen des Kolons	41
Abbildung 8	Embryonalentwicklung des parietalen und viszeralen Peritoneums	42
Abbildung 9	Hemikolektomie rechts	45
Abbildung 10	Erweiterte Hemikolektomie rechts	46
Abbildung 11	Subtotale Kolektomie	47
Abbildung 12	Erweiterte Hemikolektomie links	48
Abbildung 13	Hemikolektomie links	49
Abbildung 14	Sigmarektum – Resektion	50

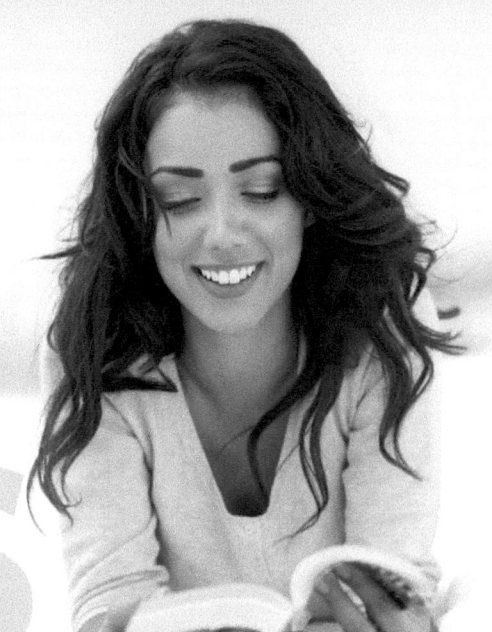

i want morebooks!

Buy your books fast and straightforward online - at one of world's fastest growing online book stores! Environmentally sound due to Print-on-Demand technologies.

Buy your books online at
www.get-morebooks.com

Kaufen Sie Ihre Bücher schnell und unkompliziert online – auf einer der am schnellsten wachsenden Buchhandelsplattformen weltweit! Dank Print-On-Demand umwelt- und ressourcenschonend produziert.

Bücher schneller online kaufen
www.morebooks.de

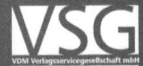

VDM Verlagsservicegesellschaft mbH
Heinrich-Böcking-Str. 6-8   Telefon: +49 681 3720 174   info@vdm-vsg.de
D - 66121 Saarbrücken   Telefax: +49 681 3720 1749 www.vdm-vsg.de

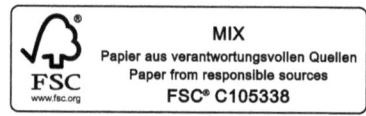

Printed by Books on Demand GmbH, Norderstedt / Germany